肩こり博士の
最新肩こり解消法

鎖骨ほぐし®

医学博士・理学療法士
吉田一也

日本橋出版

はじめに

肩こりはさまざまな理由で引き起こされる現代病です。厚生労働省の「2019年国民生活基礎調査の概況」によると、病気やケガなどの自覚症状がある人の中で男女の上位に肩こりがランクインしています（男性の第2位、女性の第1位）。

順位	男性	女性
1	腰痛	肩こり
2	肩こり	腰痛
3	鼻がつまる・鼻汁が出る	手足の関節が痛む

4	せきやたんが出る	体がだるい
5	手足の関節が痛む	頭痛

肩こりやそれに付随する肩の痛みは、脳に近いせいか強い刺激として認識されます。そのため、強い凝りや痛みで仕事や家事などのやる気を削いだりすることも多々あります。さらに、肩の不調で特徴的なものとして、夜に痛む「夜間痛《やかんつう》」があります。病気や怪我は、夜の寝ている間に副交感神経が働き、回復しています。夜間痛で夜に眠れないということは、痛めているところを治すことができない状態であるということです。こういった問題もあり、肩こりや痛みなどの不調は、長期化してしまっているのです。

私は、これまで1万人以上の肩こりで悩む人たちに向き合う中で、長引く肩こりの原因は少なくとも7つあることに気がつきました。その7つの肩こり分類を基に、それぞれの原因に対する解消方法を検討してきました。肩こりの原因は多岐にわたるため、1つのストレッチや体操などで肩こりを解消することは難しいです。しかし、そんな中で、どの肩こりタイプの人でも一定の効果が得られる肩こり解消メソッド「鎖骨ほぐし®」を考案しました。肩こりで悩む人の多くは、鎖骨がまったく動いていなかったのです。鎖骨ほぐし®は、鎖骨まわりをほぐし、鎖骨を自由に動かせるようになるためのセルフエクササイズです。方法も簡単で毎日実践できるものですので、ぜひ実践してみてください。ここで断言しますが、一回のマッサージや体操、運動で長引く肩こりが解消することはありません。もちろん1日やっただけでもダメです。あなたがこれまで行ってきた生活習慣や姿勢、運動の癖などによって、長い年月をかけて肩こりが引き起こされているのです。焦らず、毎日実践していくことで、少しずつ肩こりで悩む日や時間を短縮していき、最終的に肩こりが完全解消されるのです。そこで大切なことは、継続して鎖骨ほぐし®を行うことです。短い時間でも毎日続けることが大切です。継続は力なり！　ぜひ、本書を活用して肩こりのない生活を取り戻しましょう！

はじめに

目次

第1章 鎖骨が動けば肩こりは解消される

第2章

鎖骨ほぐしのやり方

第3章 長引く肩こりの7つの原因

第4章 すきま時間の肩こり解消法

第5章 知っておきたい肩のトラブル

第1章

鎖骨が動けば肩こりは解消される

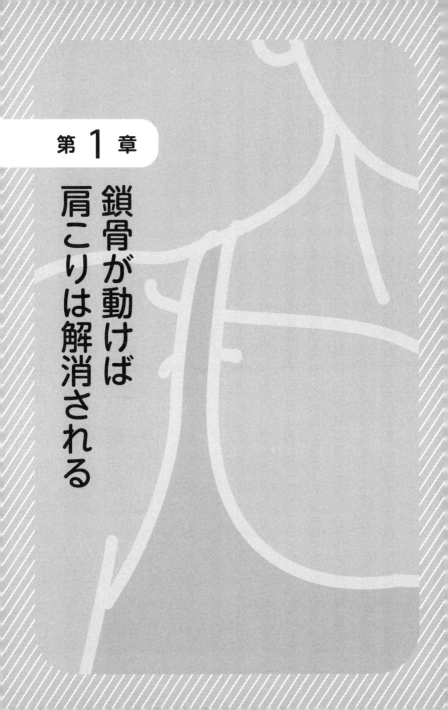

長引く肩こりで悩む人は、鎖骨が動いていない！

肩こりで悩む人の多くが、鎖骨が動いていません。そもそも多くの人が肩を動かす際に、鎖骨が動いていることに気がついていません。鎖骨は胴体と腕とをつなぐ重要な骨で、隣接する胸骨と「胸鎖《きょうさ》関節《かんせつ》」、肩甲骨と「肩鎖関節《けんさかんせつ》」という関節を形成しています。胸鎖関節部分で胴体、肩鎖関節部分で腕をつなぎ止めているのです。

もしも人間が筋肉などの皮下組織を持

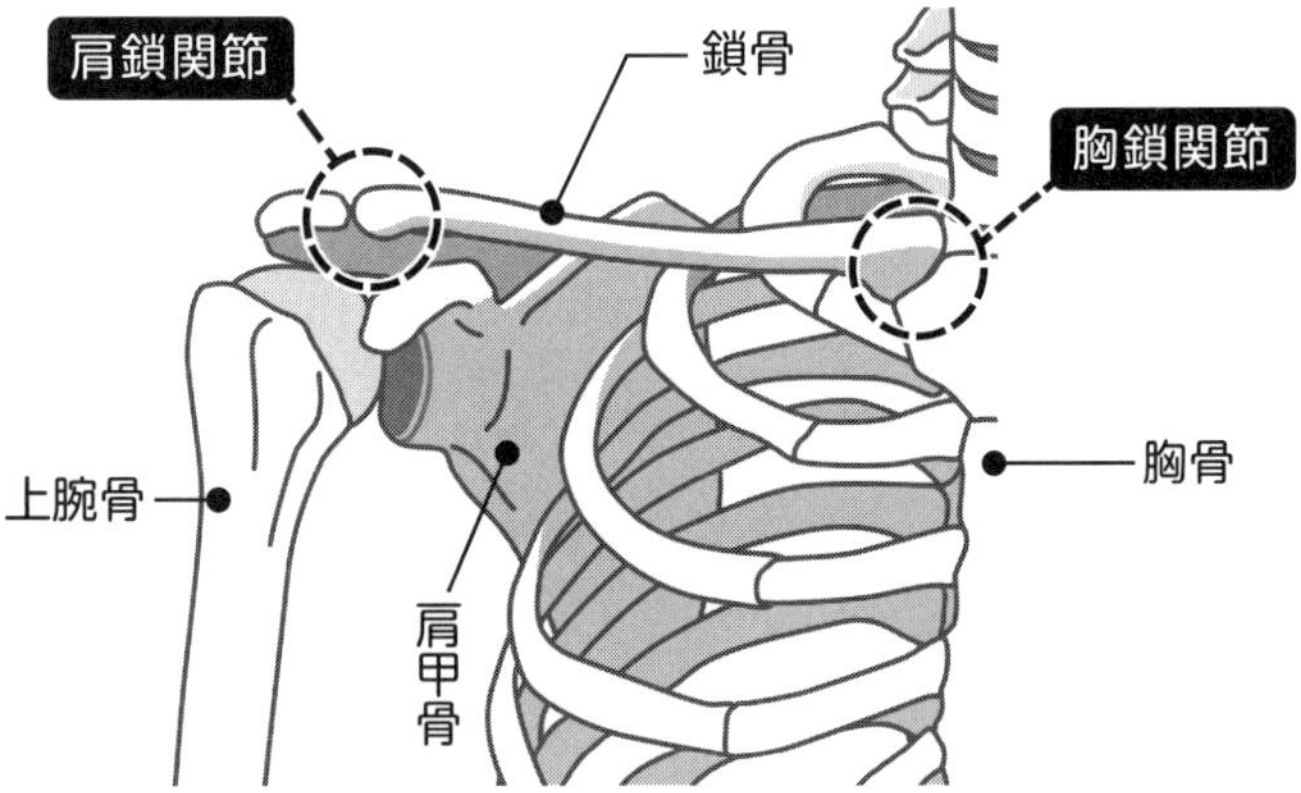

たない骨人間だったとしたら……。鎖骨がないと、腕が胴体から離れて落っこちてしまうのかもしれません。ちなみに、猿は鎖骨が胴体と腕をつなぎとめているおかげで木にぶら下がることができるのです。人間はあまり行わなくなってしまいましたが、鉄棒にぶら下がったりする時に鎖骨が重要な役割を果たしています。必要のない骨は、進化の過程で退化してなくなってしまうことも多いです。人間に鎖骨が残っているということは、人間に必要な骨だということです。ただ、その重要性に気がついている人は少ないように感じます。

鎖骨は、腕を大きく回す時の支点になります。逆に鎖骨が動かない状態で腕を回すと、肩関節部分が頑張らなければ大きく腕を回すことができなくなります。鎖骨が動いていない人は、このように肩関節に負担のかかった肩の使い方をしている可能性が高いです。そのため、肩こりなどの肩の不調は、鎖骨をしっかりと動かせるようになると解消されることが多いのです。本書を読み、実践することで肩こりのない軽い肩を取り戻しましょう。

姿勢と鎖骨の関係

姿勢不良の代表的な例として、背中が丸まった猫背や首の骨（頸椎）がまっすぐに伸びてしまうストレートネックがあります。実は、猫背とストレートネックは同じ背骨（専門用語では脊柱）であり、背骨は連動します。多くの人は、猫背になっていることが多いのですが、猫背になると頭が前に出てストレートネックになりやすいのです。この姿勢を頭部前方位《とうぶぜんぽうい》姿勢《しせい》と呼びます。

理想的な背骨であれば、重心線上に頭

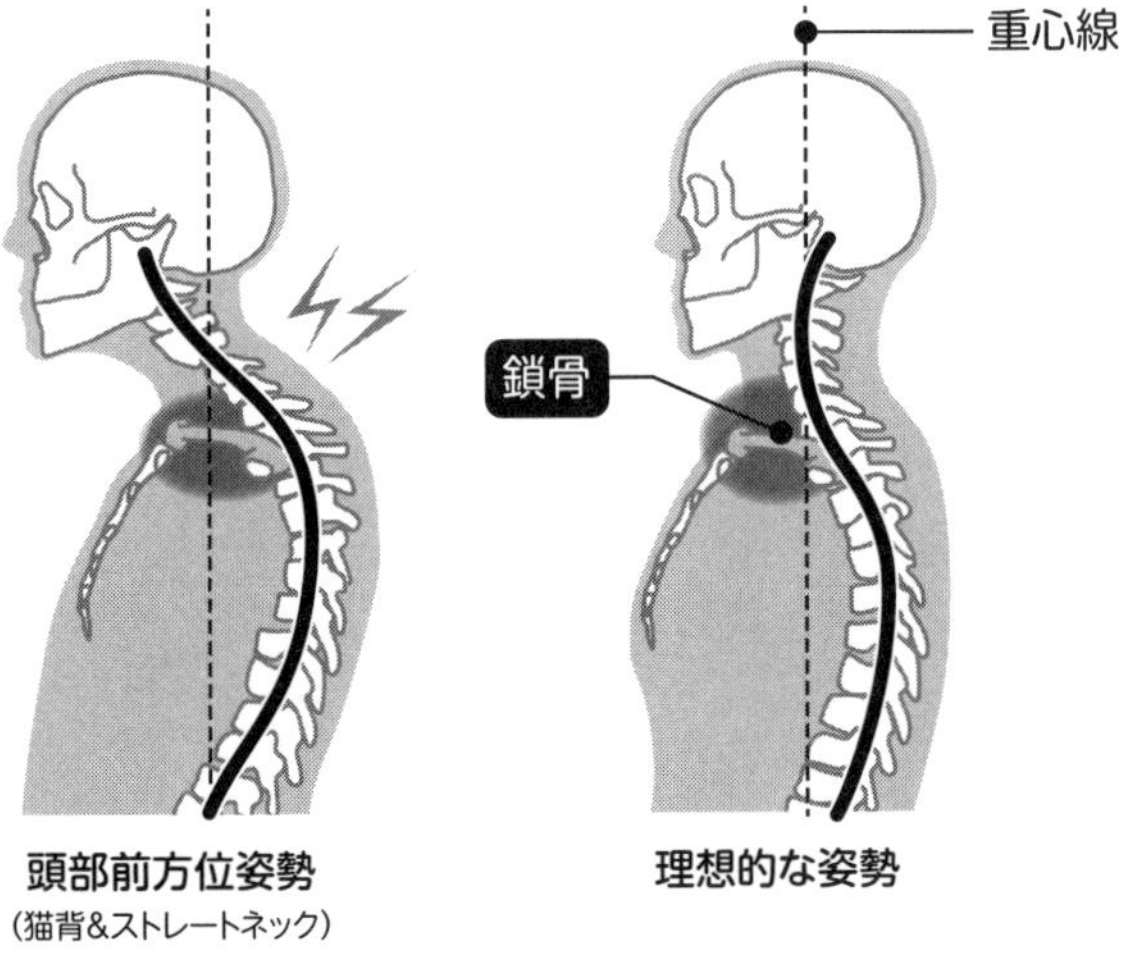

頭部前方位姿勢だと、首と鎖骨が接近して神経や血管を圧迫してしまうことも……

が乗って楽に姿勢を維持できます。しかし、頭部前方位姿勢となると、猫背とストレートネックで重心線よりも頭が前に飛び出してしまうため、首から肩の筋肉に負担がかかり凝ってしまうのです。

さらに、頭が前に出ることで首と鎖骨との距離が近づきます。首と鎖骨の間には、腕に向かって大切な管（神経や血管）が通っています。その管の通り道が狭くなってしまうことで、腕が重だるくなったり、痛みを感じたりすることもあります。詳細は、120ページの「胸郭出口症候群」の章をご覧ください。

デスクワークの弊害

猫背やストレートネックで起こる頭部前方位姿勢は、座った時に顕著に現れます。特に、デスクワークなどでパソコンに集中していると、どうしても頭が前になった姿勢に……。頭の重さは、体重の約10％程度と言われています。その重さの頭が前方に出てしまっているので、元の位置に戻そうと首の後ろ筋肉は緊張しています。首の後ろには僧帽筋《そうぼうきん》上《じょう》部《ぶ》線維《せんい》という筋肉があるのですが、この筋肉が緊張しやすいです。

僧帽筋は、通称「肩こり筋」とも呼ばれています。この筋肉は鎖骨にくっついている筋肉の一つでもあります。ここでも鎖骨が関係しているのです。この僧帽筋は、目の疲労にも関係しています。長時間のパソコンによる目の疲労によって頭から首、肩の筋肉が連動して緊張していきます。目の疲れは、肩こりにつながることを覚えておきましょう。また、パ

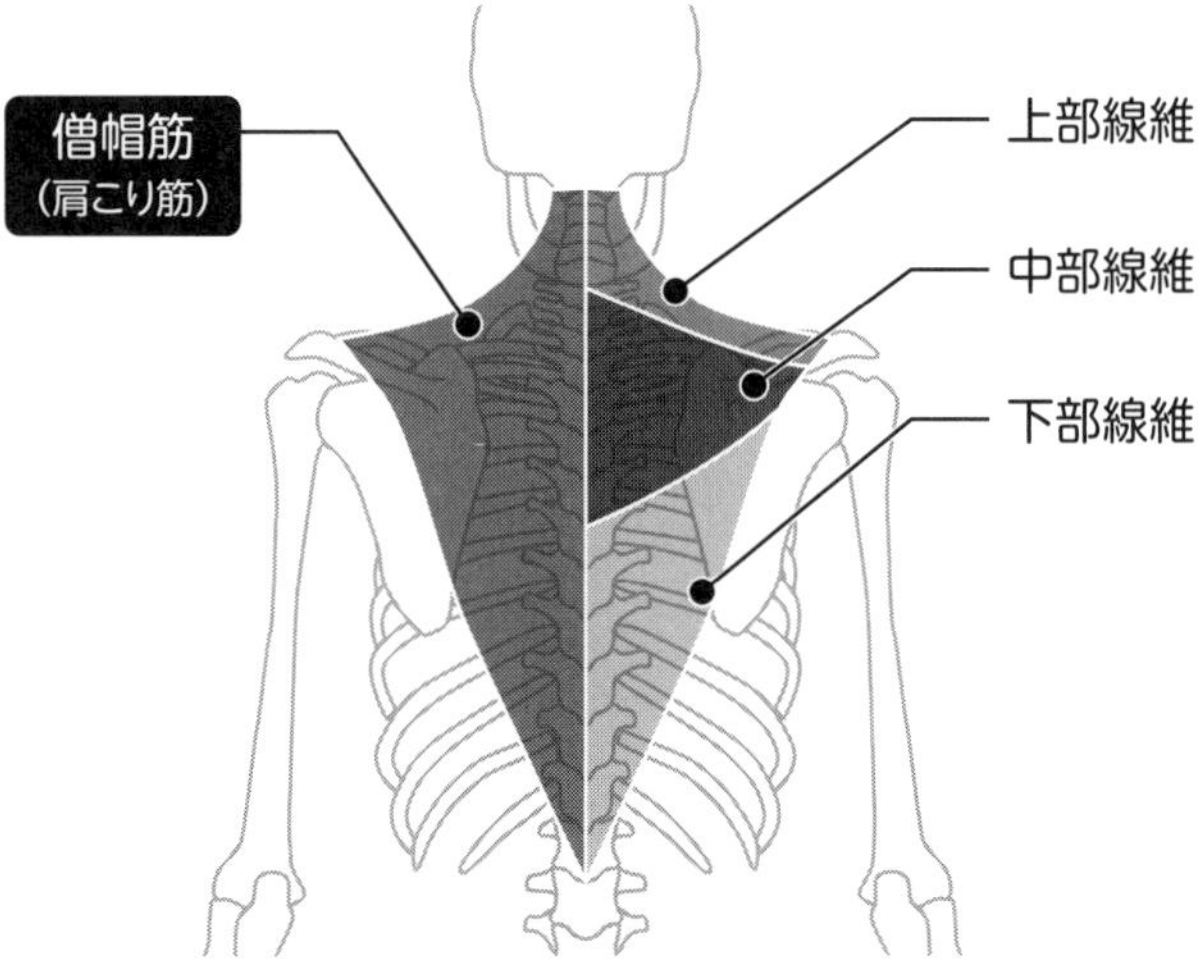

僧帽筋は3つの線維に分けられ、肩こりに関係するのは上部線維

ソコンの画面の光（ブルーライト）も目の疲労を助長してしまいます。パソコンやスマホなどの電気製品との付き合い方も検討する必要がありそうです。

目の使いすぎで疲れた時は、目のまわりのマッサージがオススメなのですが、熱心にマッサージしすぎると逆に肩に力が入って余計に凝ってしまうことも……。そんな時は、ホットアイマスクや、緑の物を見るなどして目を休めるといいでしょう。ホットアイマスクは、使い切りのタイプや電子レンジで温めて何度も使えるものもあります。ご自身に合ったものを探してみてください。１日の目の疲れを解消するために、お風呂上がりや就寝前に温めるのがオススメです。緑の物、例えば葉っぱがいいでしょう。公園などにある樹木を眺めたりして目を休めましょう。

■鎖骨の動きチェック

人間にとって重要な役割を果たしているはずの鎖骨ですが、肩こりの人は動いていないことが多いです。では、自分の鎖骨は動いているのか？　自分の肩こりは、鎖骨が動いていないことが原因なのか？　それをチェックする方法を紹介します。方法はたったの2つ。まずは自分の鎖骨の動きを確認してみましょう。

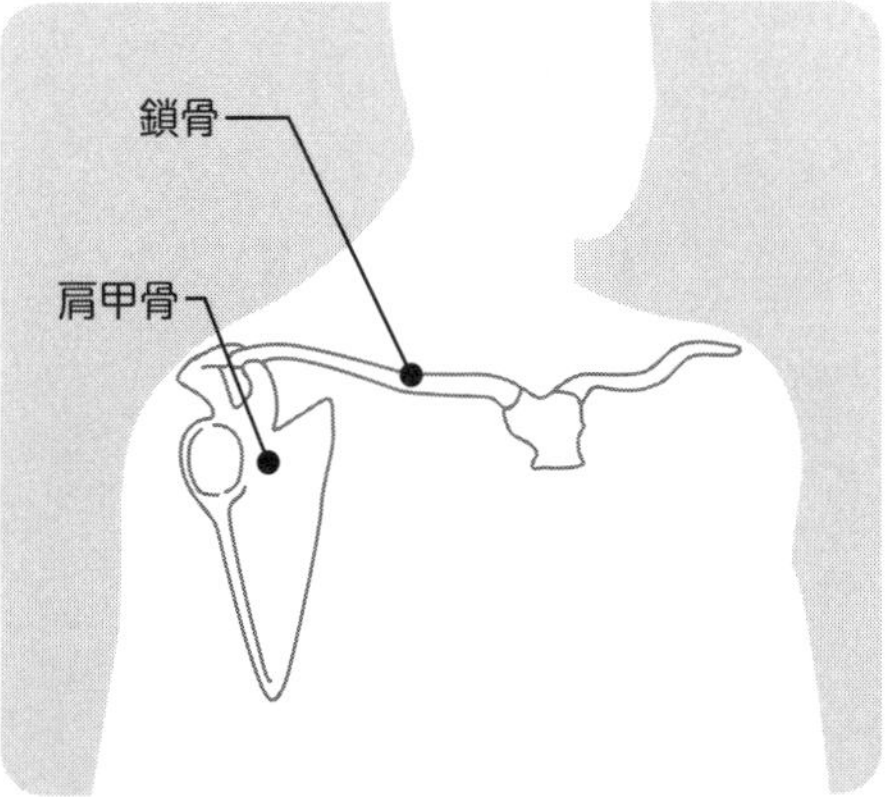

チェック❶　鎖骨を触りながら肩回し

まずは、鎖骨の位置を確認してみましょう。鏡で見ると分かりやすいのですが、鎖骨は両胸の上側に左右2本あります。鎖骨は骨なので、触った時に皮膚の下に固いも

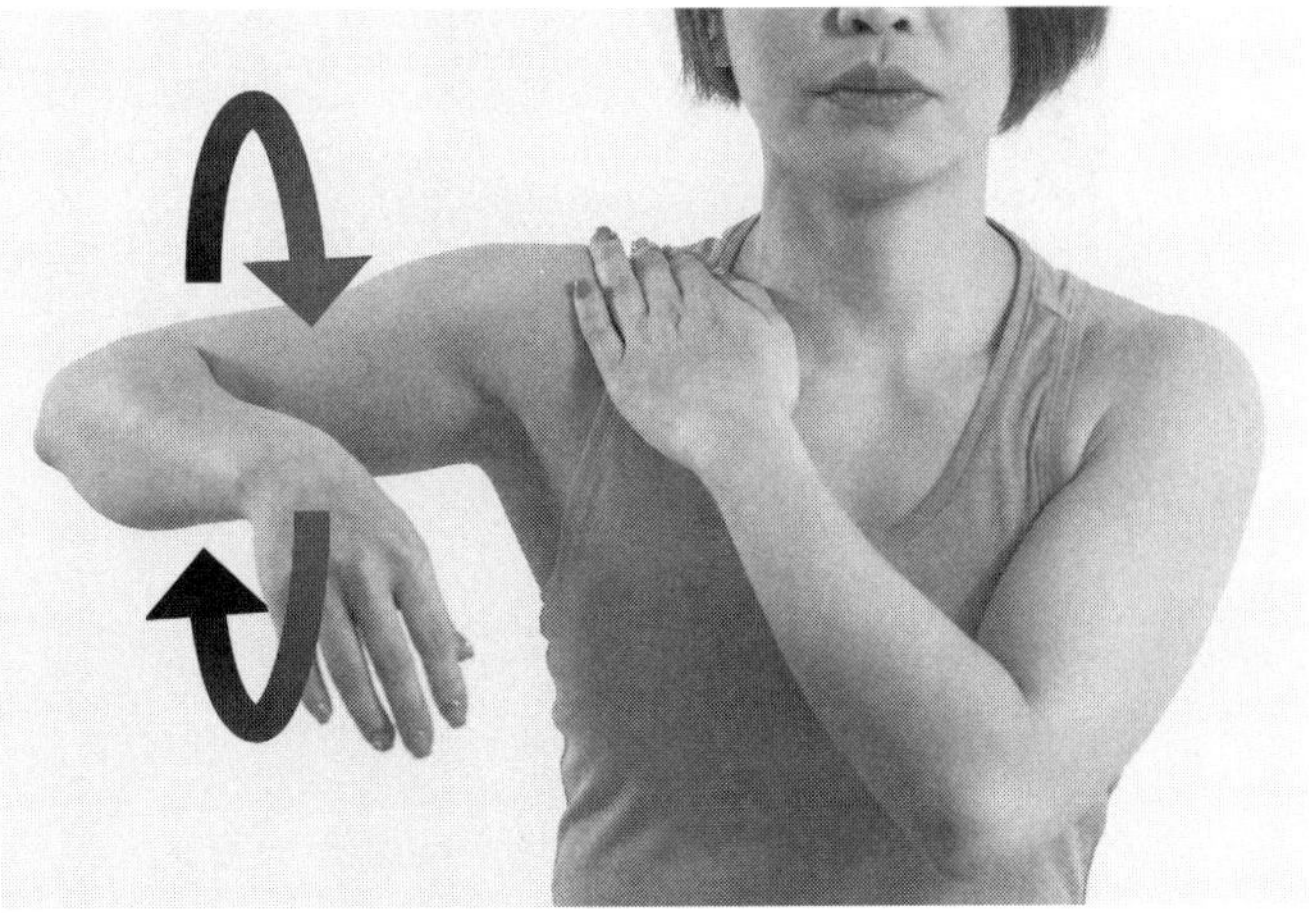

鎖骨をさわりながら肩回しをする

のが触れられると思います。鎖骨はちょうど胸から肩に向かって緩やかに弯《わん》曲《きょく》しながら伸びる細長い骨です。

写真のように左手で右の鎖骨を触ってみましょう。その状態で右の肩まわしをします。その際、左手の手のひらで鎖骨の動きを感じます。反対側の鎖骨も同様の方法で動きを確認します。

正常では手のひらで鎖骨が動いているのを感じることができます。肩を動かした際に、鎖骨が動いていない人は、鎖骨の動きを手のひらで感じることができないはずです。

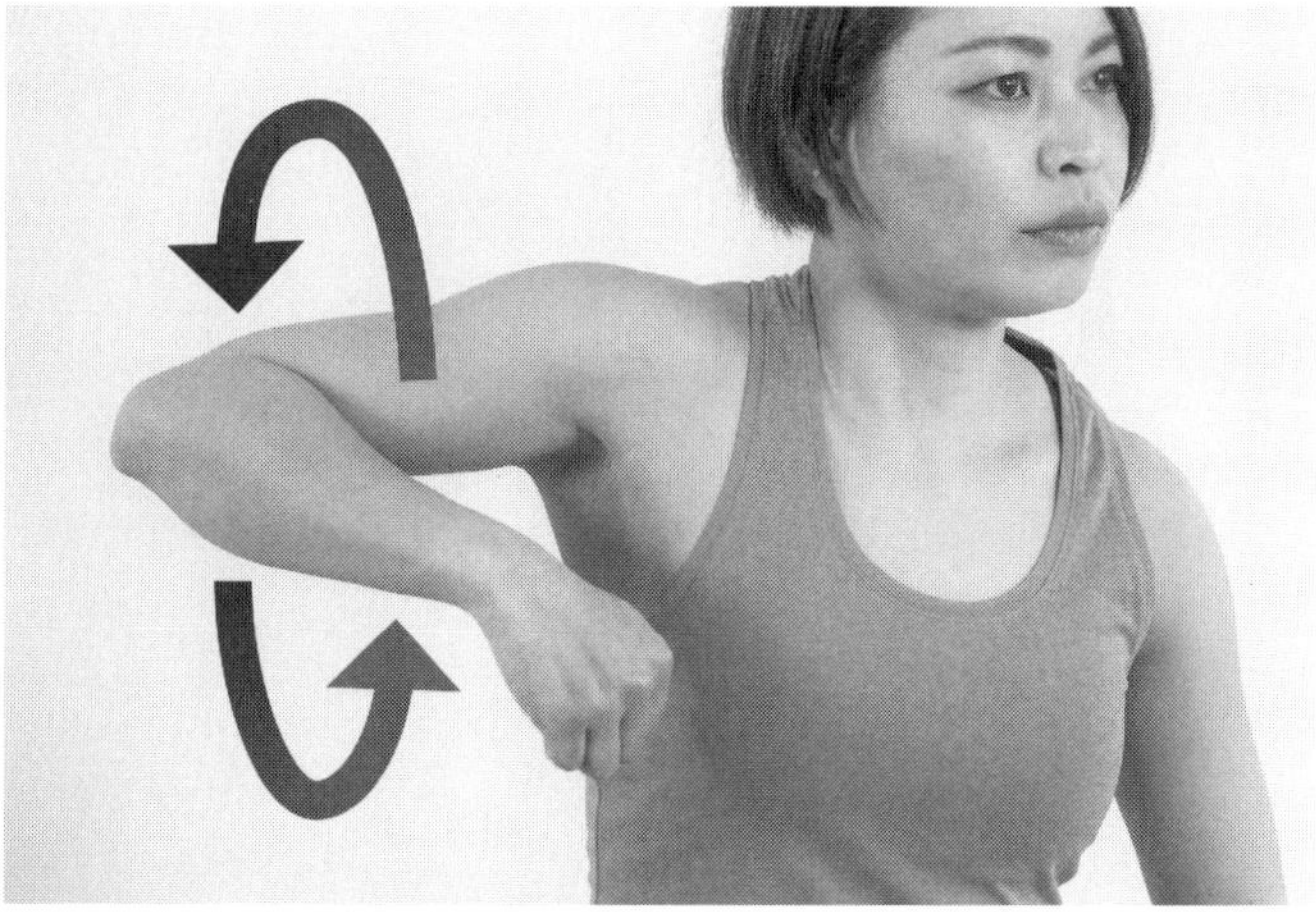

片方ずつ肩を後ろに2〜3回程度回す

チェック❷ 肩の後ろ回し

肩の後ろ回しを2〜3回程度行います。その際に、肩や肩甲骨のあたりでゴリゴリという音がしたり、痛くて回せなかったり、肩が固くて回せないか確認します。鎖骨が動いていない場合、鎖骨とつながっている肩甲骨に負担がかかります。その時に、肩甲骨が接している肋骨との接触不良が生じて、ゴリゴリと音がすることがあります。

また、鎖骨が動いておらず、肩に負担をかけすぎてしまい痛めてしまっている人は、肩の後ろ回しをすると痛かったり、動かなかったりします。

第2章

鎖骨ほぐしのやり方

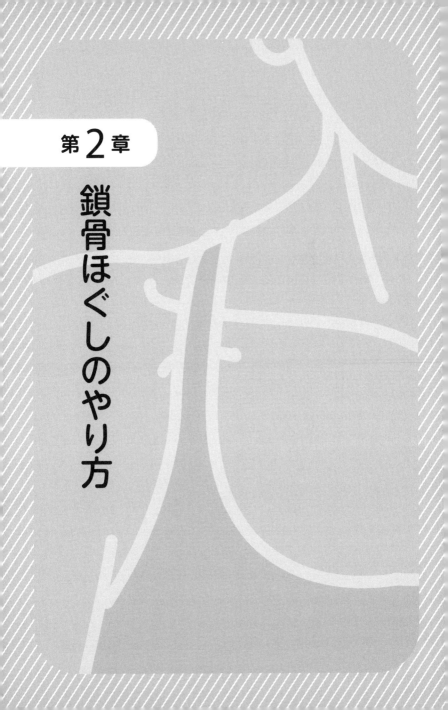

鎖骨ほぐし®とは?

2つの鎖骨の動きチェックで、1つでも引っかかった人は、鎖骨が動いていない可能性があります。また、長年の肩こりをもんだり、温めたり、マッサージ店に通ったりしても、肩こりが解消しない人も鎖骨ほぐし®（商標登録、以下商標省略）を試してみる価値がありそうです。

鎖骨ほぐしは、日常生活で腕を使う動作時に、鎖骨を上手に使えるようになるようにするためのセルフエクササイズです。このエクササイズの目的は、さまざまな動作時に無意識で鎖骨が使えるようになることです。この鎖骨ほぐしをマスターすることで、それを実現していきましょう。

鎖骨ほぐしは、以下の3つのステップを踏んで行います。

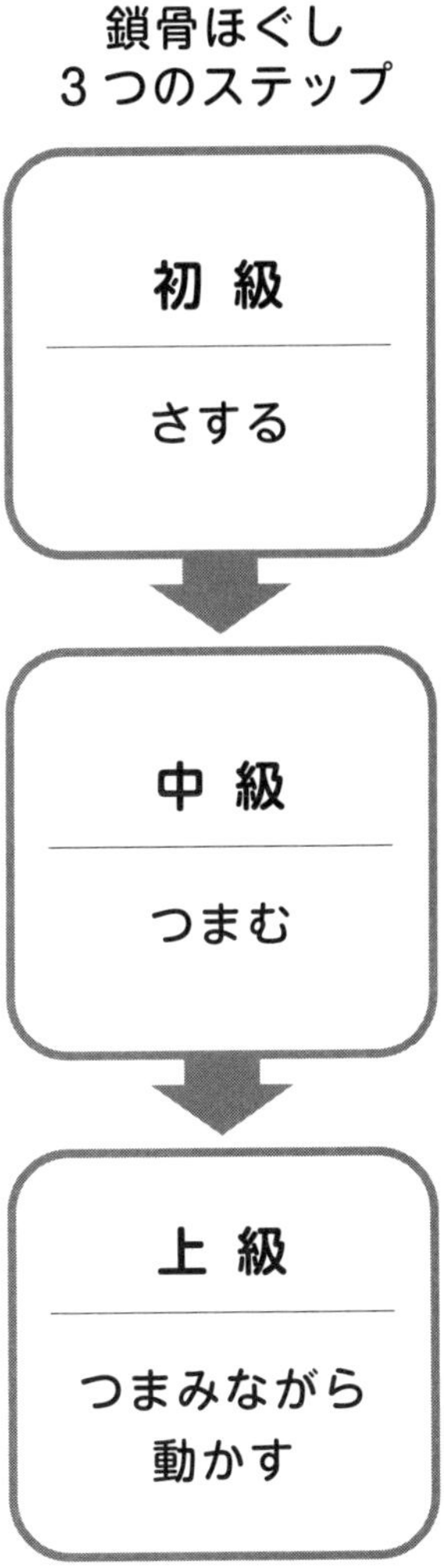
鎖骨ほぐし
３つのステップ
初級
さする
中級
つまむ
上級
つまみながら
動かす

先ほども伝えたように、鎖骨ほぐしの目的は、「鎖骨を自由に動かせるようになる」ことです。そのためには、鎖骨の動きを阻害している鎖骨にくっついている筋肉をほぐすことが必要です。鎖骨のまわりにはたくさんの筋肉がついていると思っている人が多いのですが、実は鎖骨にくっついている筋肉は全部で5つしかありません。

鎖骨の上側に2つ、下側に3つの筋肉があります。鎖骨の上側にある筋肉は、肩こり筋として18ページにも登場した僧帽筋《そうぼうきん》上《じょう》部《ぶ》線維《せんい》と胸鎖乳突筋《きょうさにゅうとつきん》の2筋です。鎖骨の下側にある筋肉は、三角筋前部線維《さんかくきんぜんぶせんい》と大胸筋《だいきょうきん》鎖骨部、鎖骨下筋《さこつかきん》の3筋です。

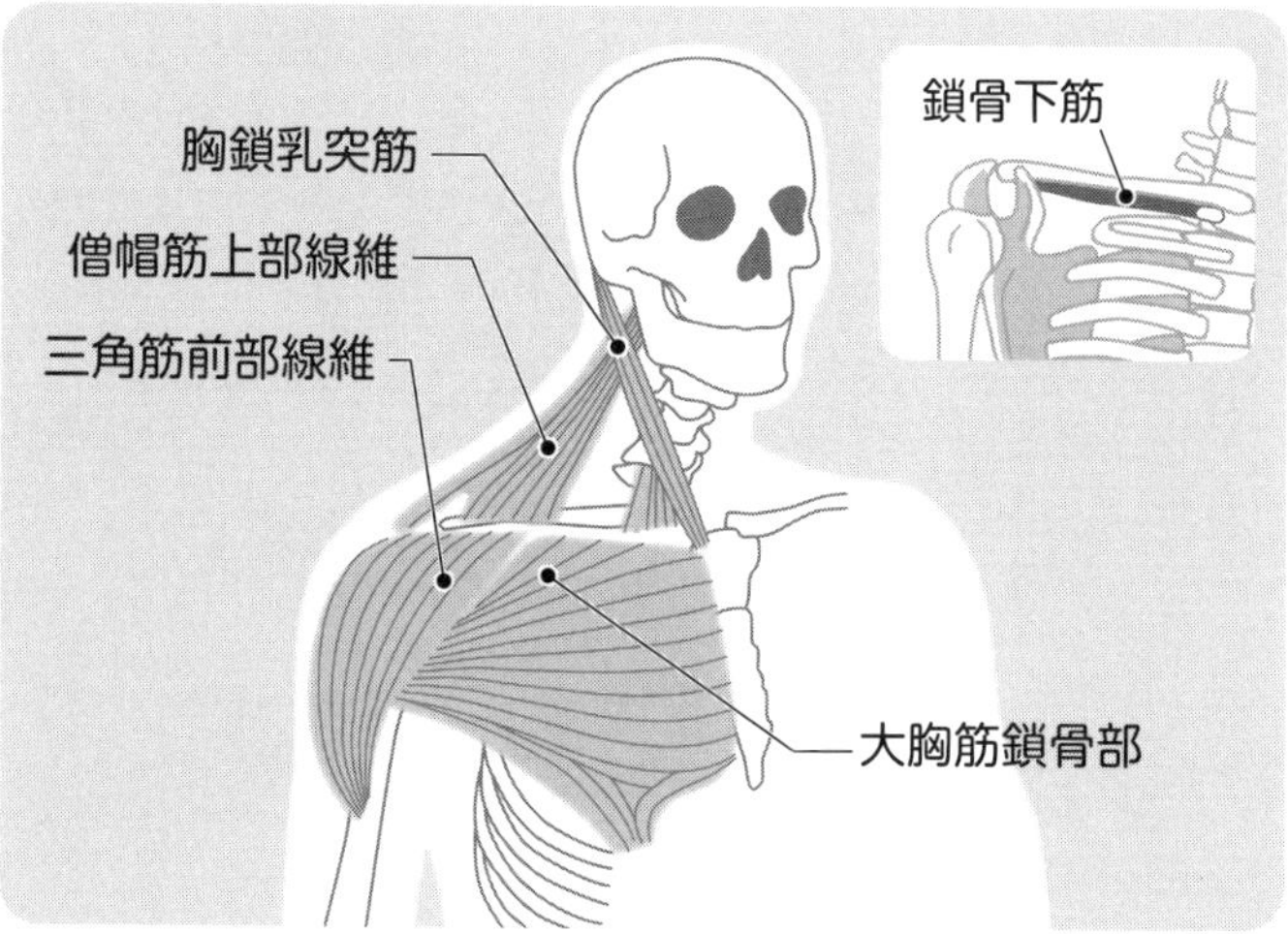

鎖骨下筋だけは、少し深いところにある筋肉にあるため、触ることが難しい筋肉なのですが、それ以外の筋肉は比較的表面にある筋肉なのでほぐしやすいです。鎖骨にくっついているこの5筋を効率よくほぐすためのセルフエクササイズが鎖骨ほぐしなのです。

そのほぐし方はすこし変わっているのかもしれません。ほぐすと言うと、指で固くなっている筋肉を押しつぶして柔らかくするように揉むのが一般的かもしれませんが、鎖骨ほぐしでは指で押さずに「つまむ」ことでほぐしていきます。

皮膚と脂肪をほぐせば、筋肉もほぐれる？

「こり」と言うと筋肉が凝り固まっている状態をイメージすると思います。筋肉が固まっていることは正しいのですが、その凝っている原因が筋肉にあるとは限りません。

人間の体は、ミルフィーユのように層になっています。表面から皮膚、脂肪、筋膜、筋肉となっています。さらに深部になると、関節と骨があります。

この層を形作っている筋肉や脂肪などの組織は、隣り合っているもののそ

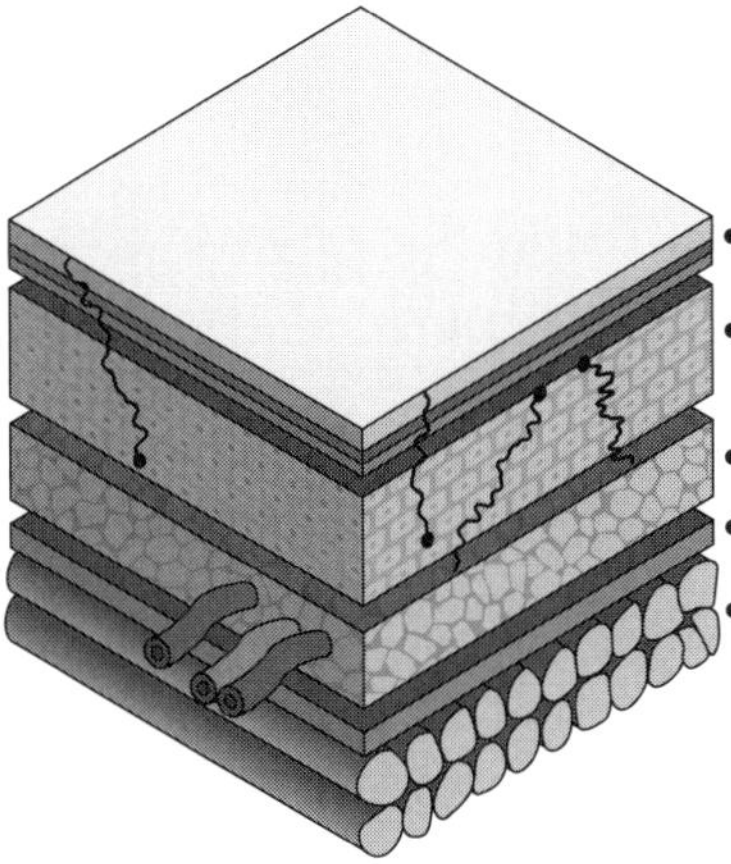

人間の体はミルフィーユ状の構造をしている

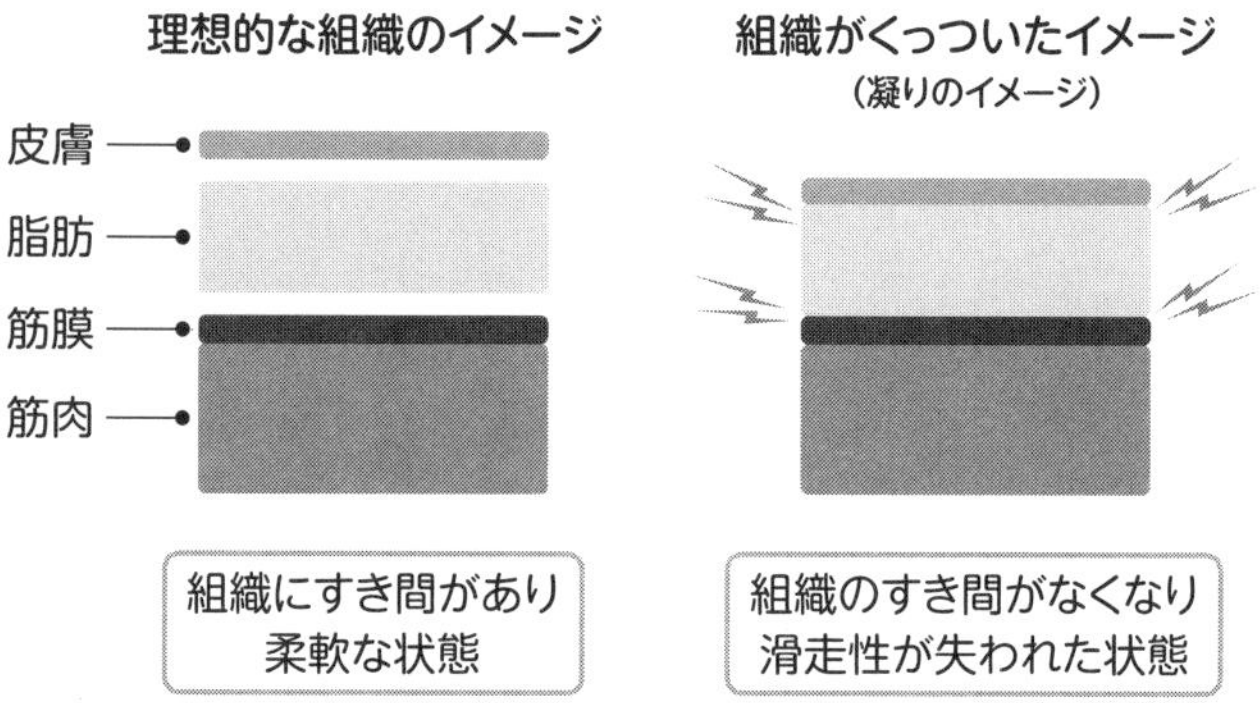

の間には少しだけ隙間があり、運動した際などに干渉し合わないようになっています。この組織がすべてくっついていたとしたら……、我々人間はまったく動けないでしょう。

さて、凝りの話に戻しますが、凝りがある場合、この組織の滑走性が失われている可能性があります。筋肉は固くないのに、その筋肉にくっついている筋膜や脂肪、皮膚が固くなっていて各組織間の滑走性が失われることで、筋肉も動かせなくなっていることも多いのです。

ちょっとイメージしてみてください。

伸び縮みしないキツキツのジーンズを履

いた状態で深くしゃがみ込みます。関節としては深く曲げるだけの可動性を持っているはずですが、ジーンズが固くてしゃがむことができないと思います。人間の体でも同じです。いくら筋肉が柔らかくてもそれを取り巻く筋膜や脂肪、皮膚が固くなっていると、筋肉がうまく働くことはできないのです。特に、鎖骨のまわりは、リュックやカバンなどで押しつぶされて皮膚や脂肪が固くなりやすい場所です。そのため、つぶされた組織をさらに押しつぶすようなマッサージよりも、張り付いて固くなった組織をつまんで、はがすようにしてほぐした方がいいのです。皮膚や脂肪がほぐれることで、結果として筋肉もやわらかくかつ使いやすいものとなります。

■鎖骨ほぐし　初級編

鎖骨まわりをさすってほぐす！

まずは鎖骨ほぐしの初級からご紹介します。鎖骨ほぐしの大切なポイントは、「鎖骨まわりの皮膚をつまんでほぐす」ことなのですが、そもそも鎖骨まわりが固くてつまめない人は、痛すぎて行うことができません。

そこでまず初めに、「鎖骨まわりの皮膚をさすってほぐす」ことからはじめてみましょう。

両側の鎖骨の上下を、手のひらでやさしくさすります。いろいろなところをさするうちに、さすりづらいところや固いと感じるところが分かるようになってきます。なれてきたら、首や背中、腕もさすると良いです。本書では主に鎖骨まわりの皮膚をやわらかくすることを紹介していますが、このように人間の体の組織の滑走性が悪くな

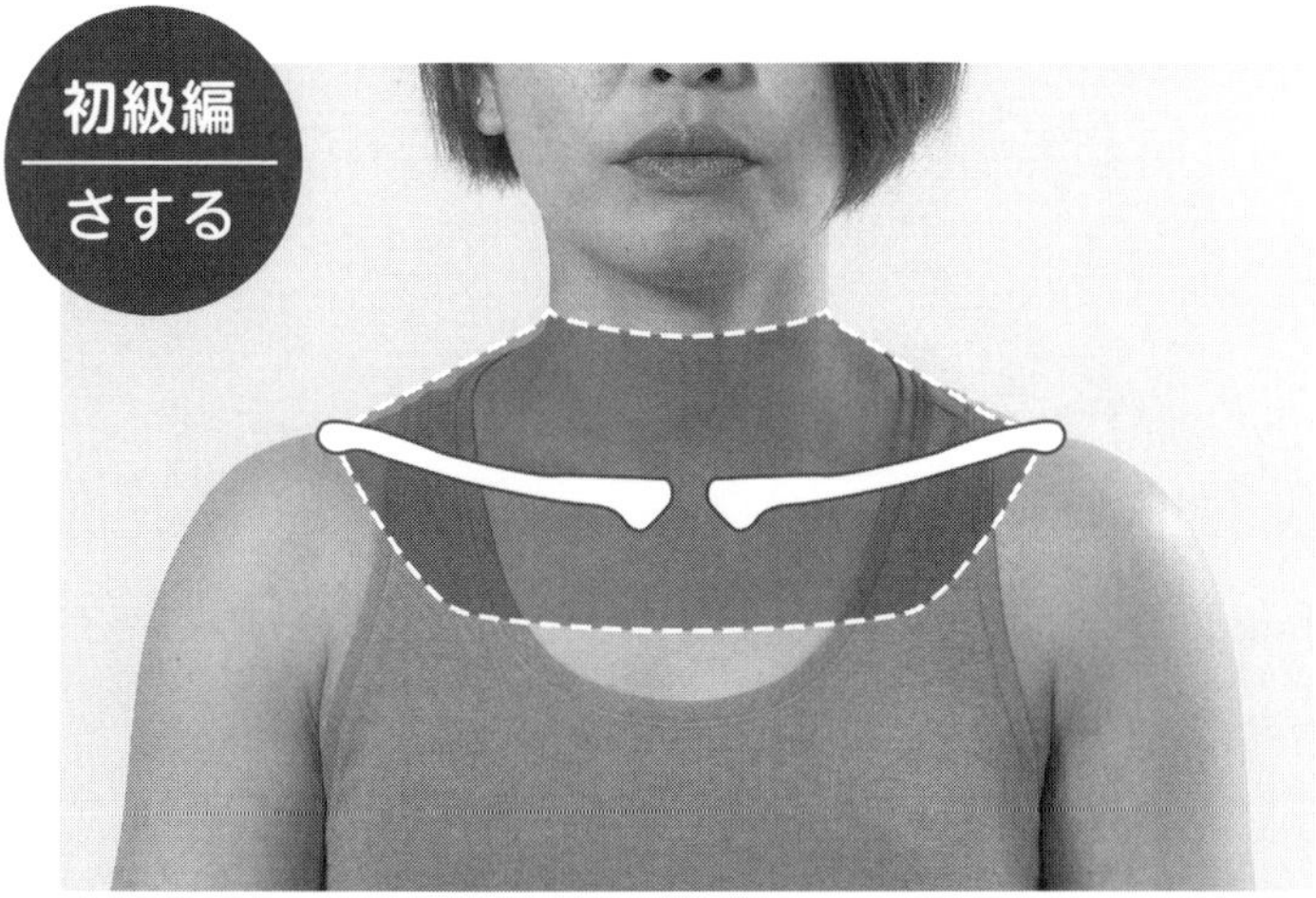

左右の鎖骨上下の皮膚をさする（塗りつぶし部分）

っている場所はたくさんあり、その滑走性不良の影響で体の不調をきたしている人も多いのです。肩こりだけでなく、腰や膝などが痛かったり、動かしにくい場所があったら積極的にさすっていきましょう。

さすり方は、手のひらで一ヶ所5秒程度さすったら、少しずつ位置を変えてさすっていきましょう。手のひらで軽く皮膚を押さえるように圧を加えながら、小さな円を描くようにさすります。皮膚の表面だけをさするというより、皮膚だけでなく皮膚の下の脂肪も柔らかくするようにちょっとだけ圧を加えながら行うの

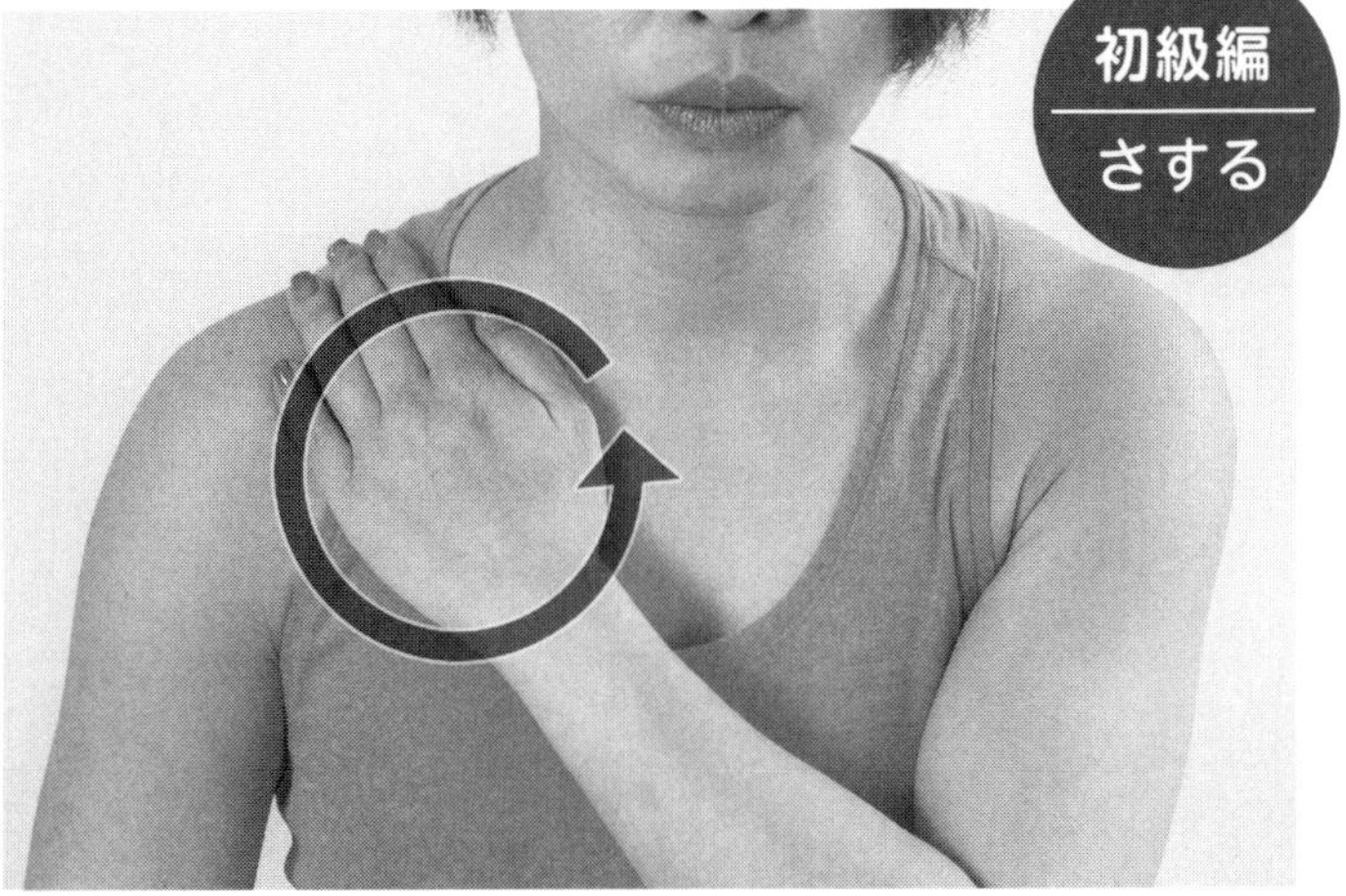

円を描くように鎖骨まわりの皮膚をさする

がポイントです。さする方向は、時計回り、反時計回りのどちらでも大丈夫です。余裕があったら両方行うと良いでしょう。動かしていると、動かしにくい場所や方向が分かるようになってきます。色々な場所や方向に動かして皮膚をやわらかくしていきましょう。

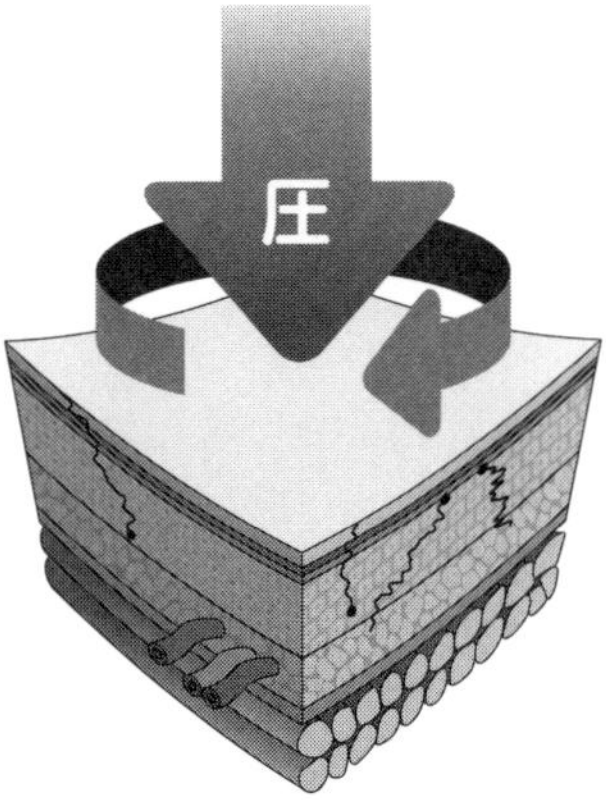

手のひらで軽く皮膚が
へこむ程度の圧を加える

鎖骨まわりを軽くもみほぐす！

さすることである程度やわらかくなってきたら、今度は軽くマッサージするように、もみほぐしていきましょう。さするだけではやわらかくなりにくい固い場所もあります。そんな場所があったら、軽く指で皮膚と脂肪を押さえながら円を描くようにほぐしていきます。力を入れすぎてしまうと、体の組織を痛めてしまうことも……。力一杯やったからといって、早くほぐれるわけではありませんので、皮膚が軽くへこむ程度の圧をかけた状態で心がけてみましょう。さらに、ほぐすことに熱心になりすぎると、逆に凝っている側とは反対のほぐしている側の肩こりがひどくなってしまうかもしれません……。何事もほどほどに。鎖骨ほぐしは、やさしい力加減で行いましょう。

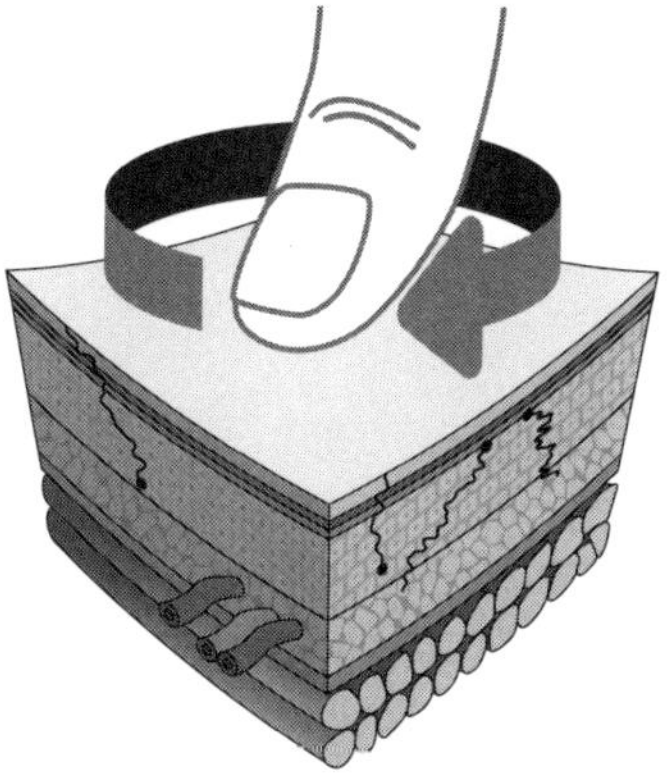

指を使って皮膚が軽く
へこむ程度の圧力を加える

■鎖骨ほぐし　中級編

痛気持ちいい場所をつまんでほぐす！

鎖骨まわりの皮膚をさすることで、カチカチの皮膚からモチモチの皮膚に変わってきたら、いよいよ鎖骨ほぐしの真骨頂である「皮膚をつまんでほぐす」を行っていきます。

鎖骨下筋以外の胸鎖乳突筋、僧帽筋上部線維、大胸筋鎖骨部、三角筋前部線維の4筋は、表面に近いところにある筋肉のため、筋肉に張り付いている脂肪や皮膚を、筋肉から引きはがすようにつまんでほぐしていきます。鎖骨下筋は、少し深い場所にあるため、つまむのではなく、筋肉を触れるようにして、少し指で押しながらほぐしていきます。

つまむ時のポイントは、表面の皮膚だけをつまむのではなく、「皮膚と脂肪をしっ

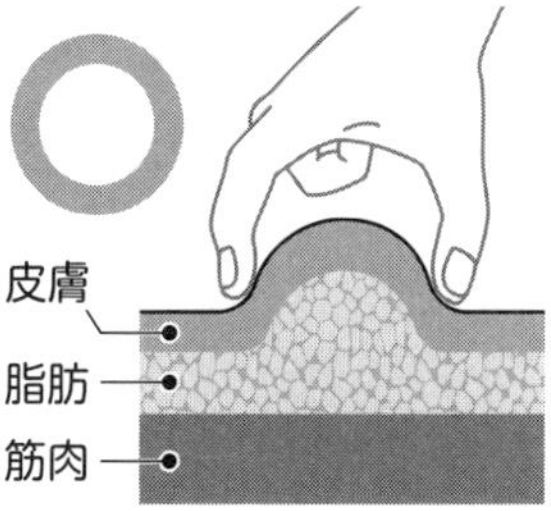

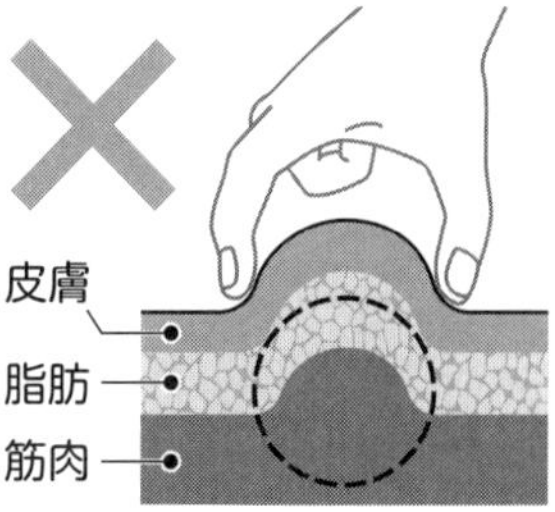

かりとつまむ」ことです。筋肉に張り付いている皮膚と脂肪を、筋肉から引きはがすようにつまみます。その際、筋肉までつまんでしまわないように注意しましょう。筋肉をつまんでほぐすのではなく、筋肉に張り付いているもの（脂肪や皮膚）を筋肉から引きはがすことが目的だからです。筋肉のまわりを覆っている筋膜も、この「つまんでほぐす」ことによってやわらかくなってきます。

目標となる皮膚と脂肪のやわらかさは、「手の甲」のやわらかさ。手の甲をつまんだときの厚みを指標にします。手の甲の皮膚と脂肪の厚さと、鎖骨まわりをつまんだ時の厚さを比べてみましょう。

鎖骨まわりの皮膚と脂肪の厚みの方が厚かったり、固くてつまめなかったのではないでしょうか？　鎖骨ほぐしでは、この厚みや固さを解消するために行っていきま

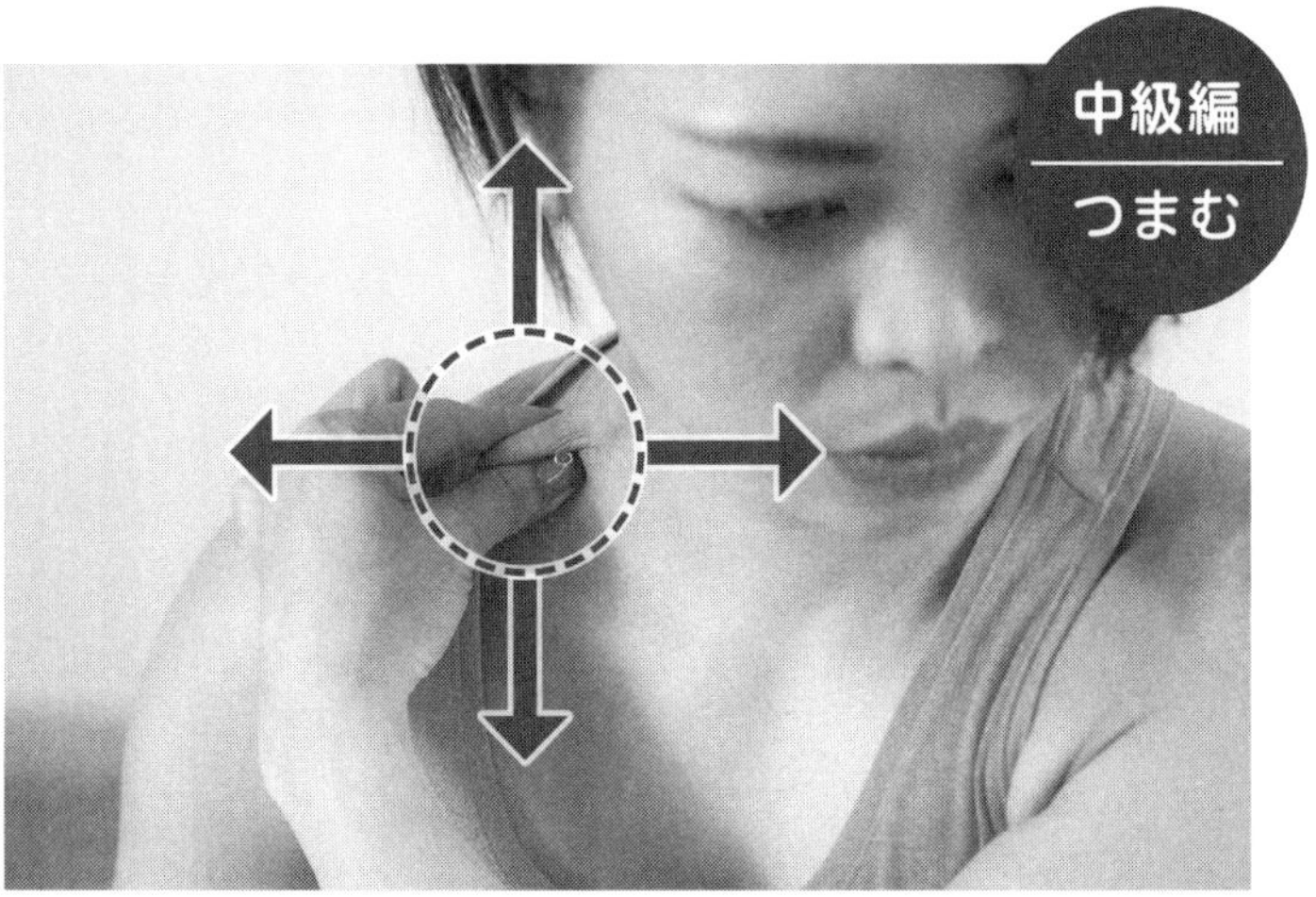

つまんだら、上下左右方向に５秒程度動かしながらほぐす

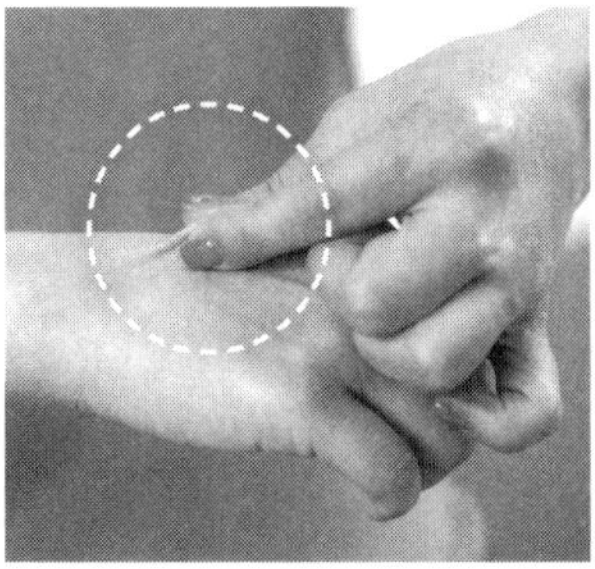

やわらかさの指標は、
手の甲のやわらかさ

す。つまんだら、いろいろな方向（上下左右など）に動かします。一ヶ所を長くやると、皮膚を痛めてしまうこともあるため、一ヶ所5秒程度で、少しずつ位置をずらしながらつまんでほぐしていきます。

位置を変えたり、つまんでいろいろな方向に動かした際に、固く感じたり、痛気持ちよく感じるところがあると思います。そんな場所が見つかったら、念入りにほぐしていきましょう。ただし、痛みを堪えて、無理して行ってはいけません。痛すぎてつまめない場合は、「鎖骨ほぐし初級編」の鎖骨まわりをさすることを念入りに行いましょう。また、お風呂に入って温めながら行うと、つまみやすくなることが多いです。湯船に浸かりながら、リラックスして行うのもオススメです。

鎖骨ほぐし中級編のやり方

鎖骨ほぐし中級編では、鎖骨にくっついている5筋に張り付いている皮膚や脂肪をつまんでほぐします。鎖骨の上側は、「鎖骨上つまみ」という方法でほぐしていきます。鎖骨の下側は、「鎖骨下つまみ」と「鎖骨下中央ほぐし」という方法でほぐしていきます。

鎖骨上つまみでは、鎖骨の上内側にくっついている胸鎖乳突筋と上外側にくっついている僧帽筋上部線維の表面に張り付いている皮膚や脂肪をつまんでほぐします。

鎖骨下つまみでは、鎖骨の下内側にくっついている大胸筋鎖骨部と下外側にくっついている三角筋前部線維の表面に張り付いている皮膚や脂肪をつまんでほぐします。
最後に、鎖骨下中央ほぐしでは、鎖骨下中央の少し深いところにある鎖骨下筋を指で軽く押してほぐしていきます。

鎖骨上つまみ　上内側（胸鎖乳突筋）

胸鎖乳突筋は、耳後ろの頭の骨から鎖骨の上内側にくっついている筋肉です。写真の塗りつぶし部分の皮膚と脂肪をつまみます。

つまむだけでなく、つまみながら上下や左右に少しだけ動かします。固いと感じたり、痛気持ちいい方向を見つけて、その方向に念入りに動かしてみましょう。ただし、あまり一箇所を長くやりすぎると、皮膚を痛めてしまうこともあります。一箇所でだいたい5秒程度にしておきましょう。塗りつぶし部分の範囲で、少しずつ位置をずらしながらつまんでほぐします。

鎖骨上つまみ
上内側

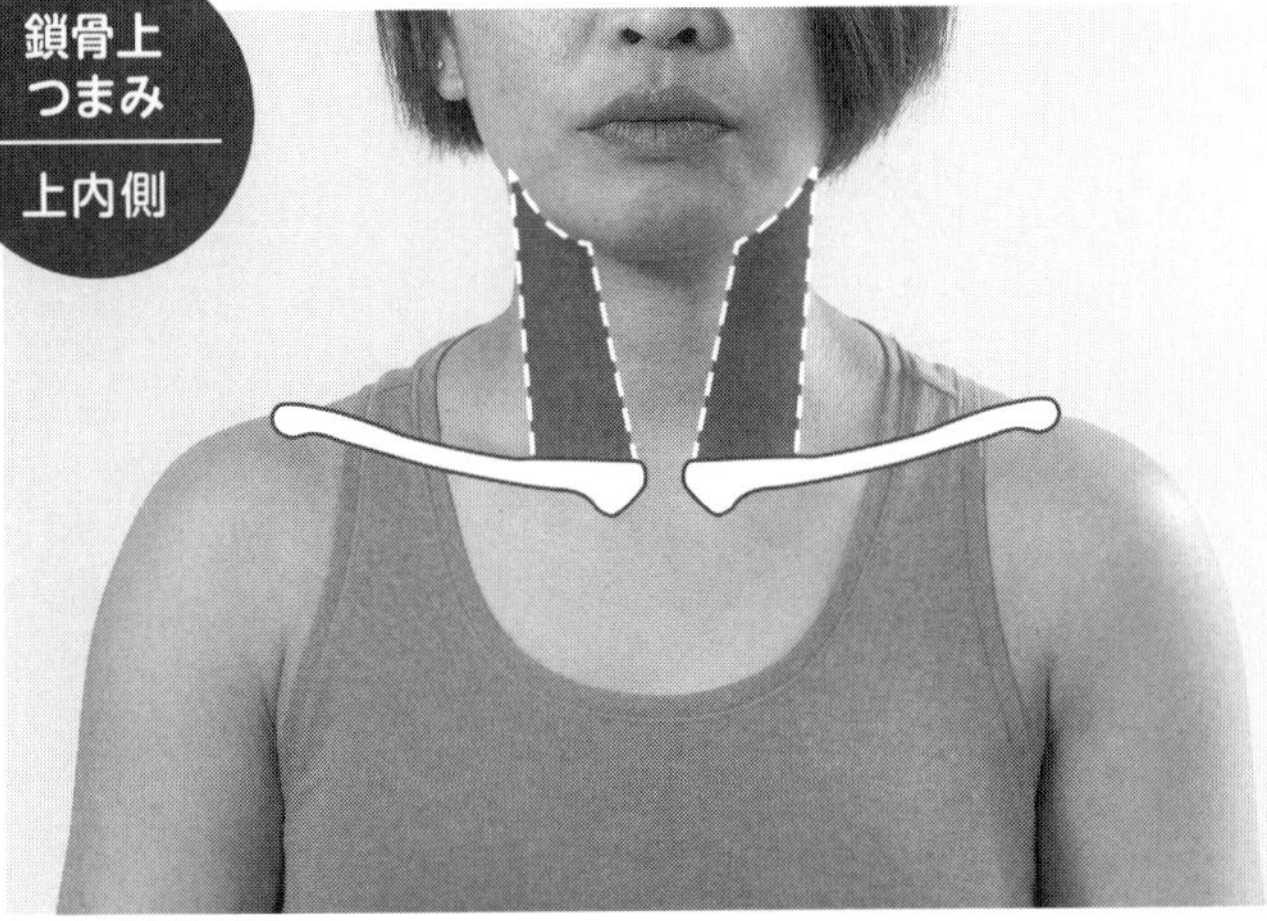

左右の鎖骨上内側の皮膚をつまんでほぐす（塗りつぶし部分）

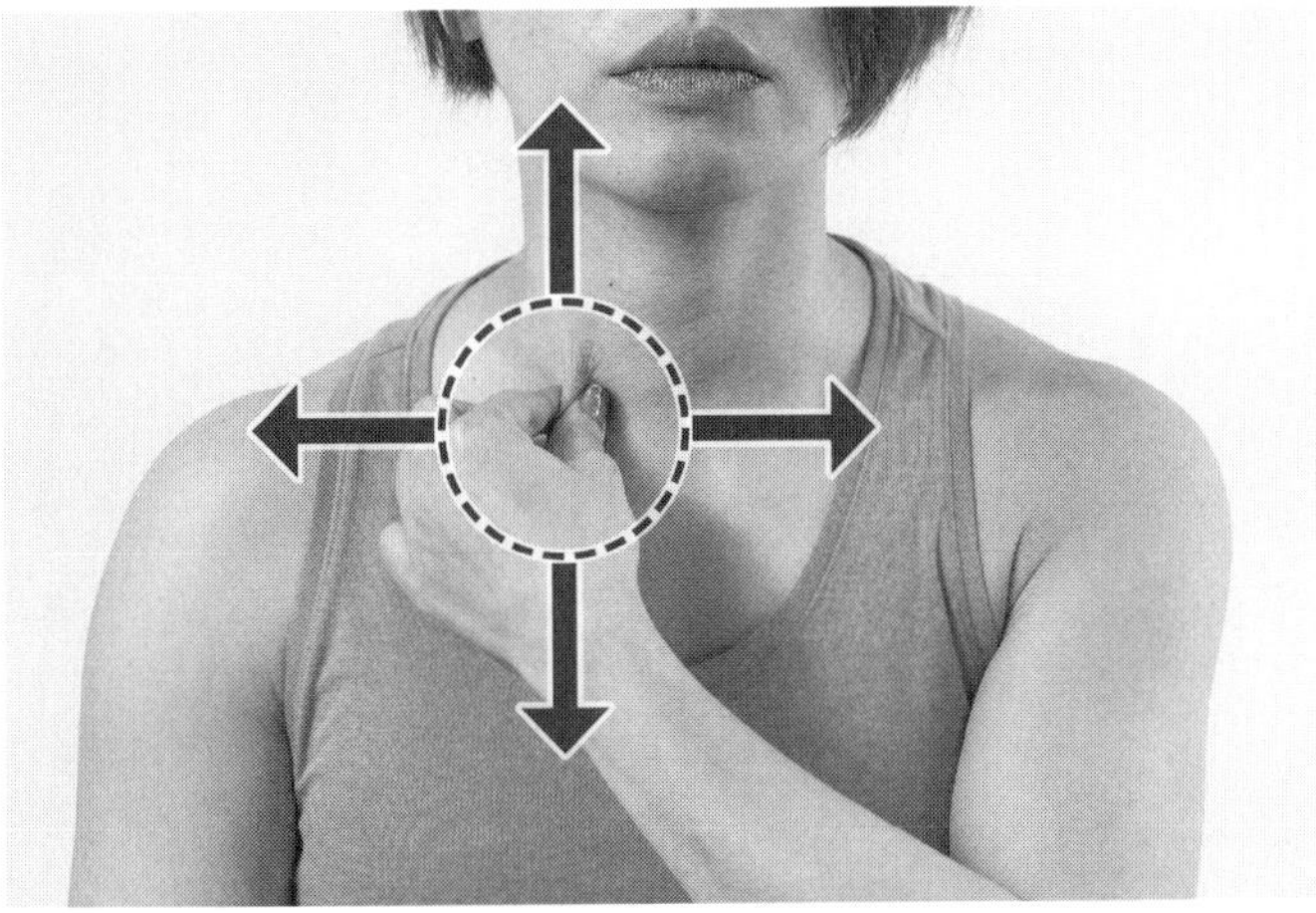

鎖骨上内側の皮膚をつまみながら、上下左右に５秒動かす

鎖骨上つまみ 上外側（僧帽筋上部線維）

僧帽筋上部線維は、耳後ろの頭の骨から鎖骨の上外側にくっついている筋肉です。写真の塗りつぶし部分の皮膚と脂肪をつまみます。

つまむだけでなく、つまみながら上下や左右に少しだけ動かします。固いと感じたり、痛気持ちいい方向を見つけて、その方向に念入りに動かしてみましょう。ただし、あまり一箇所を長くやりすぎると、皮膚を痛めてしまうこともあります。一箇所でだいたい5秒程度にしておきましょう。塗りつぶし部分の範囲で、少しずつ位置をずらしながらつまんでほぐします。

鎖骨上
つまみ
上外側

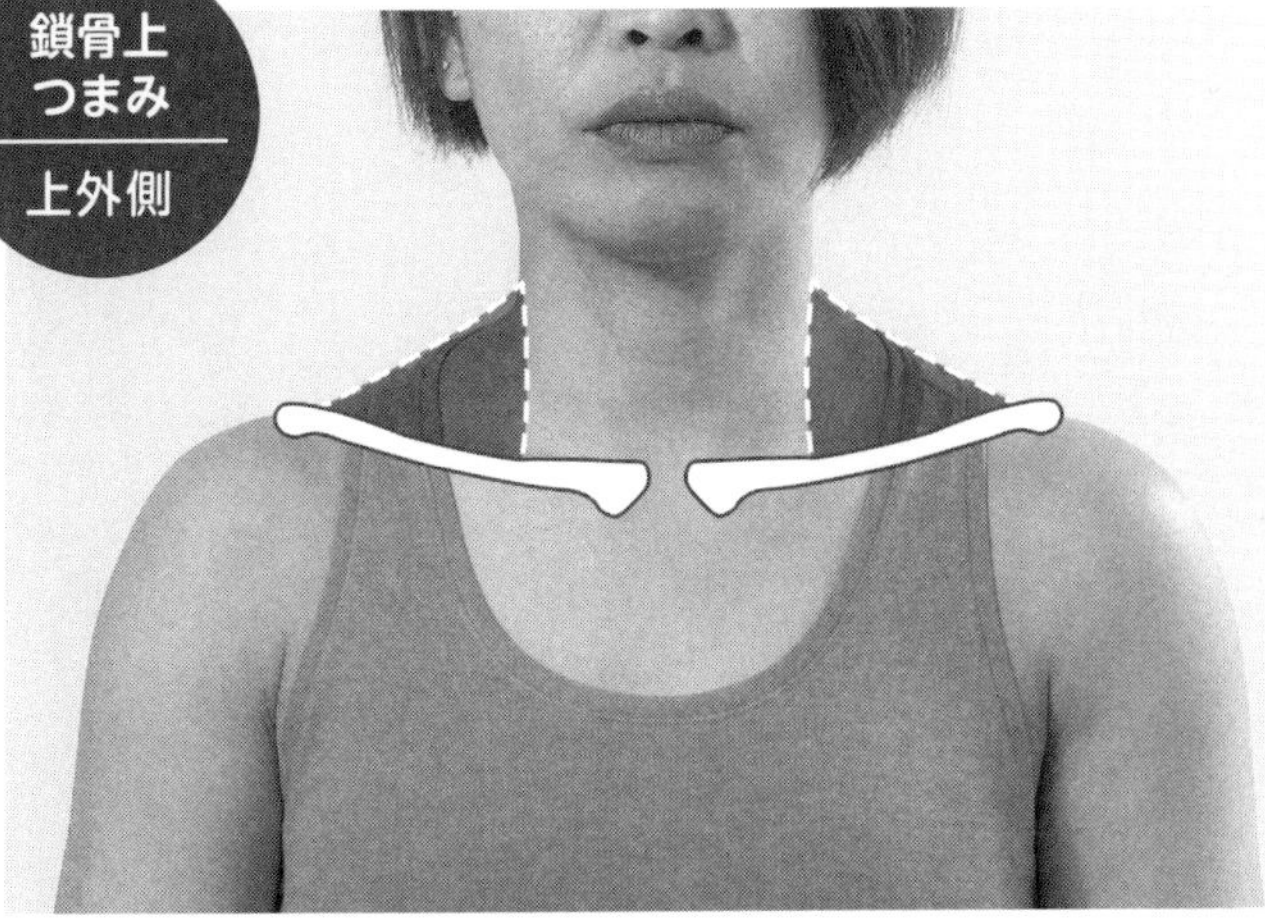

左右の鎖骨上外側の皮膚をつまんでほぐす（塗りつぶし部分）

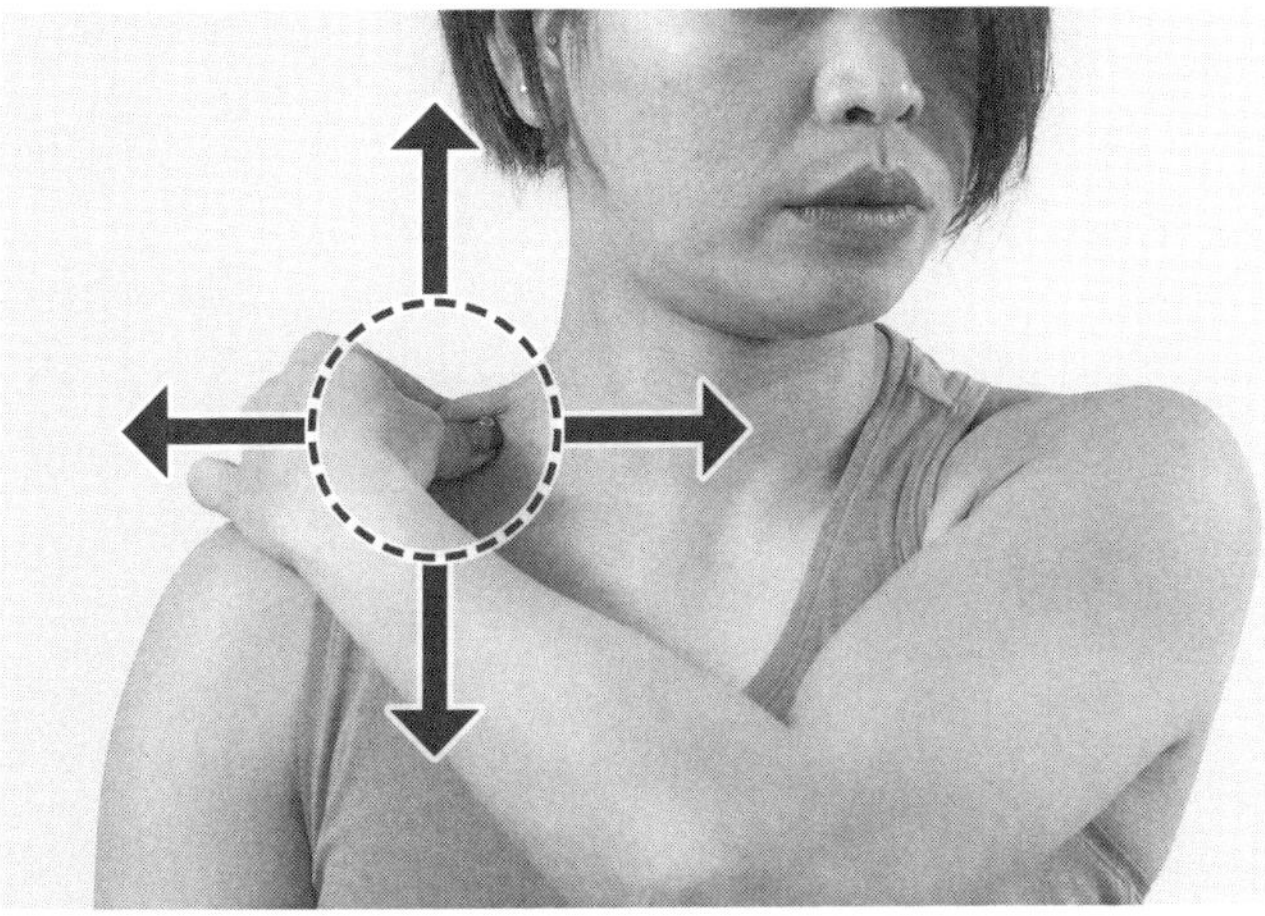

鎖骨上外側の皮膚をつまみながら、上下左右に 5 秒動かす

鎖骨下つまみ　下内側（大胸筋鎖骨部）

大胸筋鎖骨部は、鎖骨の下側から胸のあたりにくっついている筋肉です。写真の塗りつぶし部分の皮膚と脂肪をつまみます。

つまむだけでなく、つまみながら上下や左右に少しだけ動かします。固いと感じたり、痛気持ちいい方向を見つけて、その方向に念入りに動かしてみましょう。ただし、あまり一箇所を長くやりすぎると、皮膚を痛めてしまうこともあります。一箇所でだいたい5秒程度にしておきましょう。塗りつぶし部分の範囲で、少しずつ位置をずらしながらつまんでほぐします。

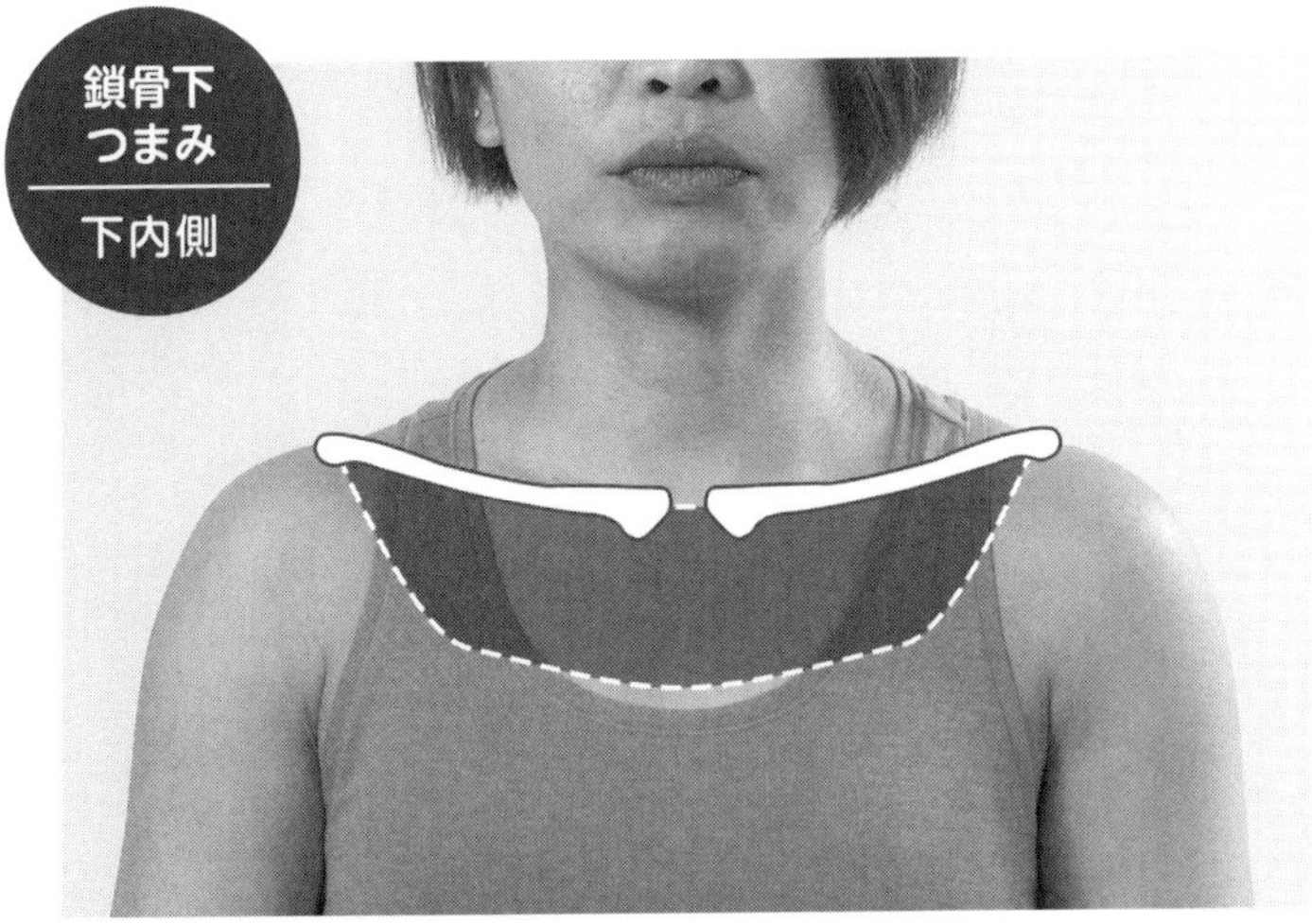

左右の鎖骨下内側の皮膚をつまんでほぐす（塗りつぶし部分）

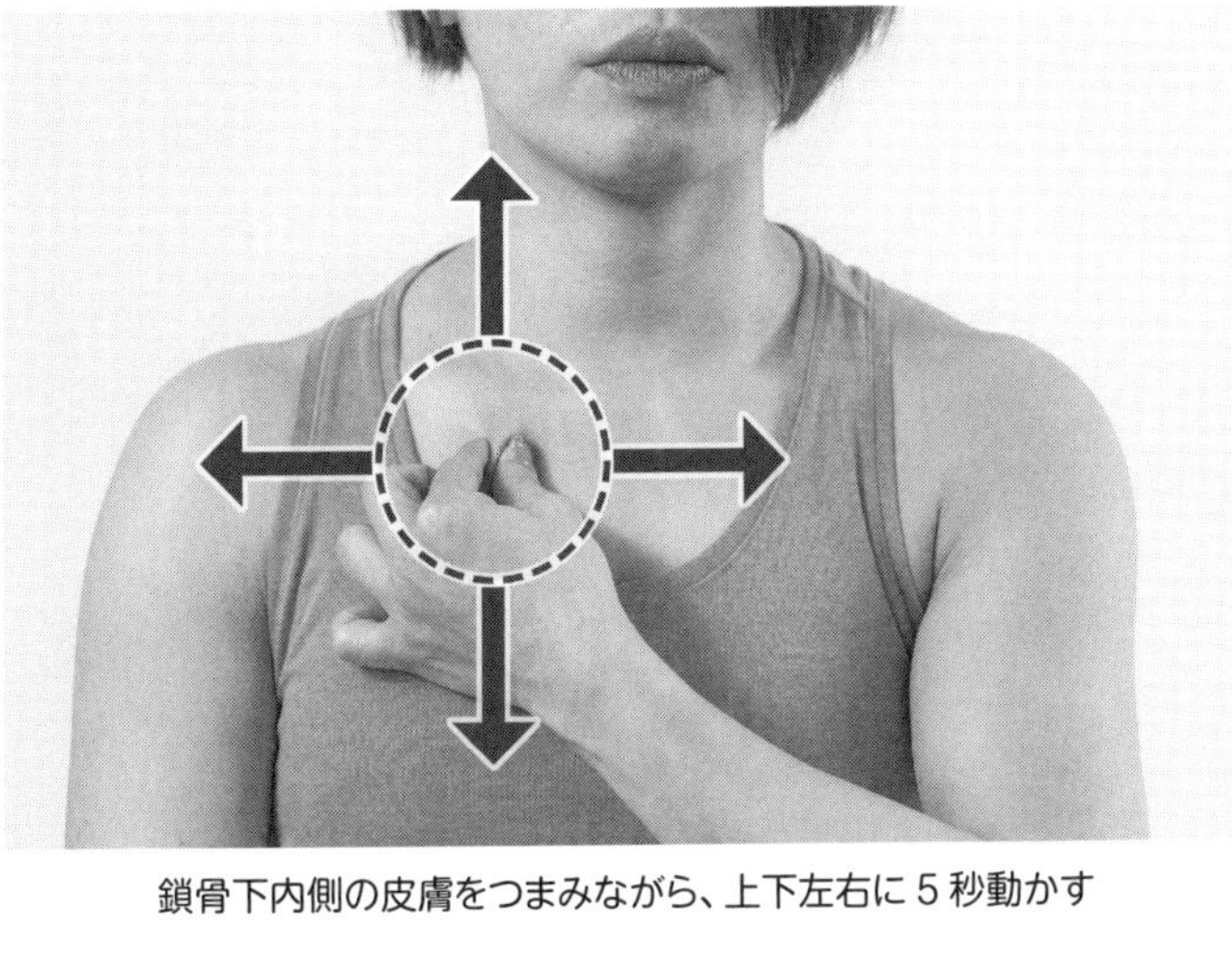

鎖骨下内側の皮膚をつまみながら、上下左右に５秒動かす

鎖骨下つまみ　下外側（三角筋上部線維）

三角筋前部線維は、鎖骨の下外側から肩前面にくっついている筋肉です。写真の塗りつぶし部分の皮膚と脂肪をつまみます。

つまむだけでなく、つまみながら上下や左右に少しだけ動かします。固いと感じたり、痛気持ちいい方向を見つけて、その方向に念入りに動かしてみましょう。ただし、あまり一箇所を長くやりすぎると、皮膚を痛めてしまうこともあります。一箇所でだいたい5秒程度にしておきましょう。塗りつぶし部分の範囲で、少しずつ位置をずらしながらつまんでほぐします。

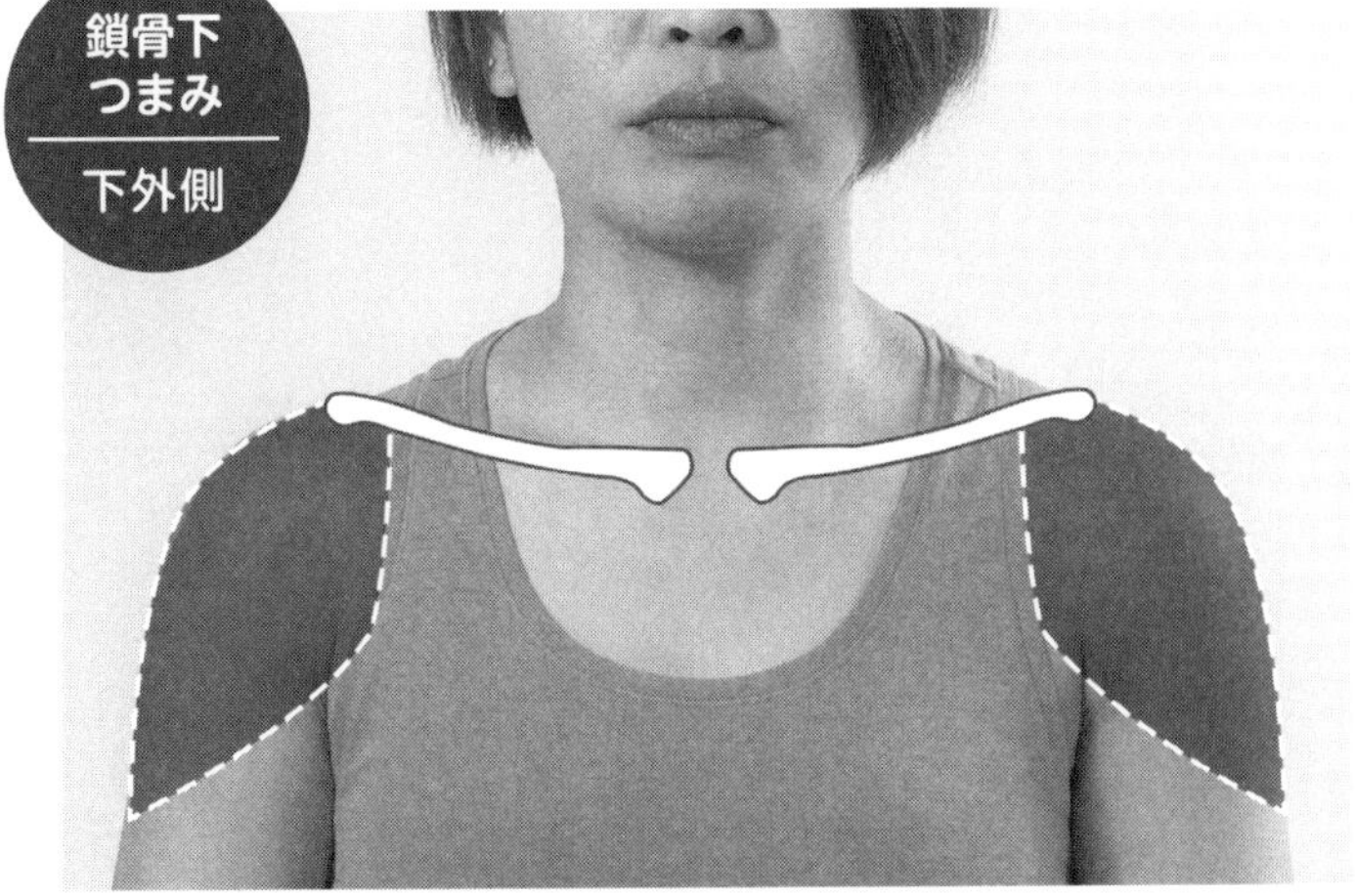

左右の鎖骨下外側の皮膚をつまんでほぐす（塗りつぶし部分）

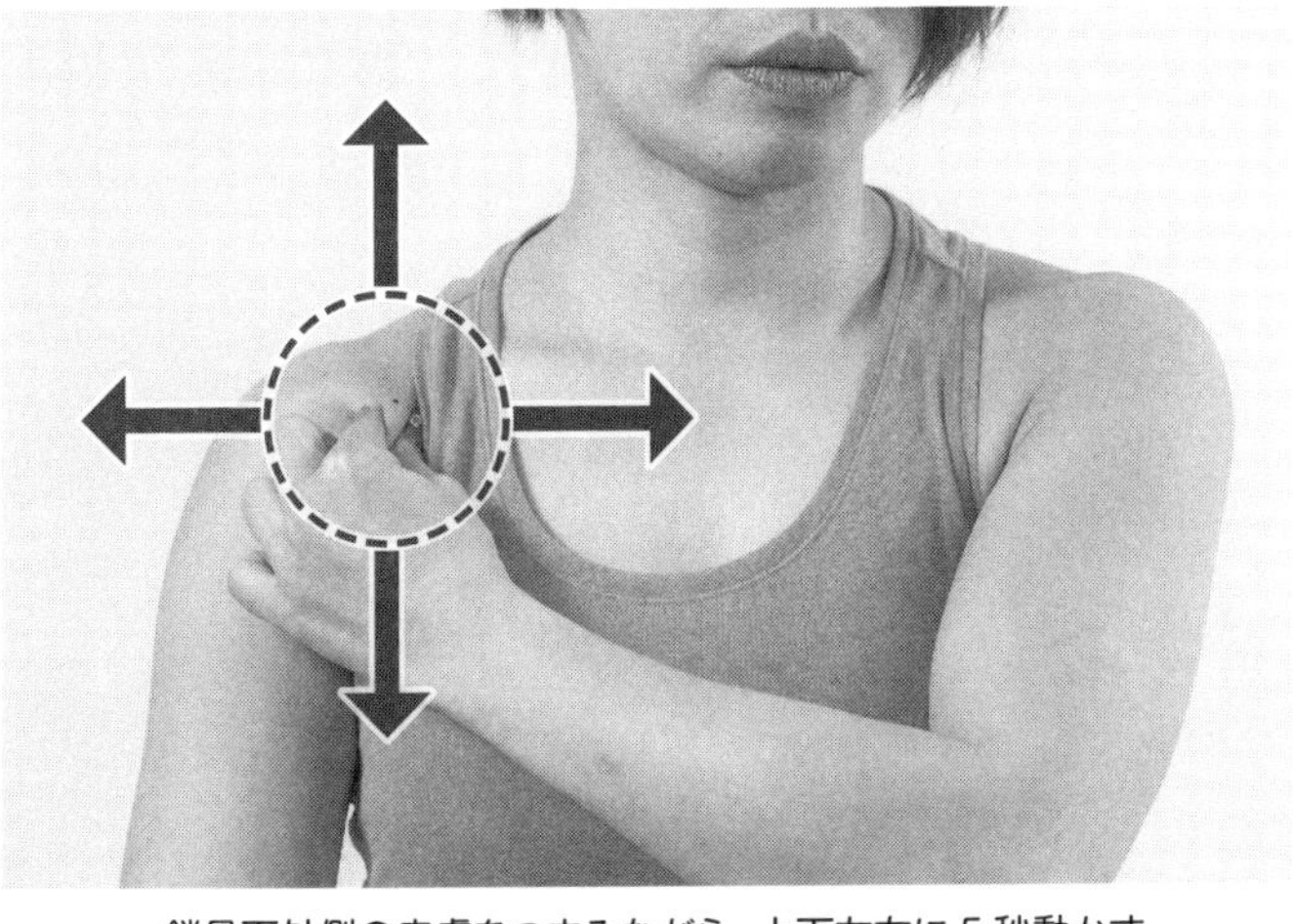

鎖骨下外側の皮膚をつまみながら、上下左右に５秒動かす

鎖骨下中央ほぐし　中央（鎖骨下筋）

鎖骨下筋は、鎖骨の中央下側から第1肋骨にくっついている筋肉です。写真の塗りつぶし部分を指で軽く押してほぐしていきます。

皮膚部分を軽く指で押しながら、上下や左右に少しだけ動かします。固いと感じたり、痛気持ちいい方向を見つけて、その方向に念入りに動かしてみましょう。ただし、あまり一箇所を長くやりすぎると、皮膚を痛めてしまうこともあります。一箇所でだいたい5秒程度にしておきましょう。塗りつぶし部分の範囲で、少しずつ位置をずらしながら指で押してほぐします。

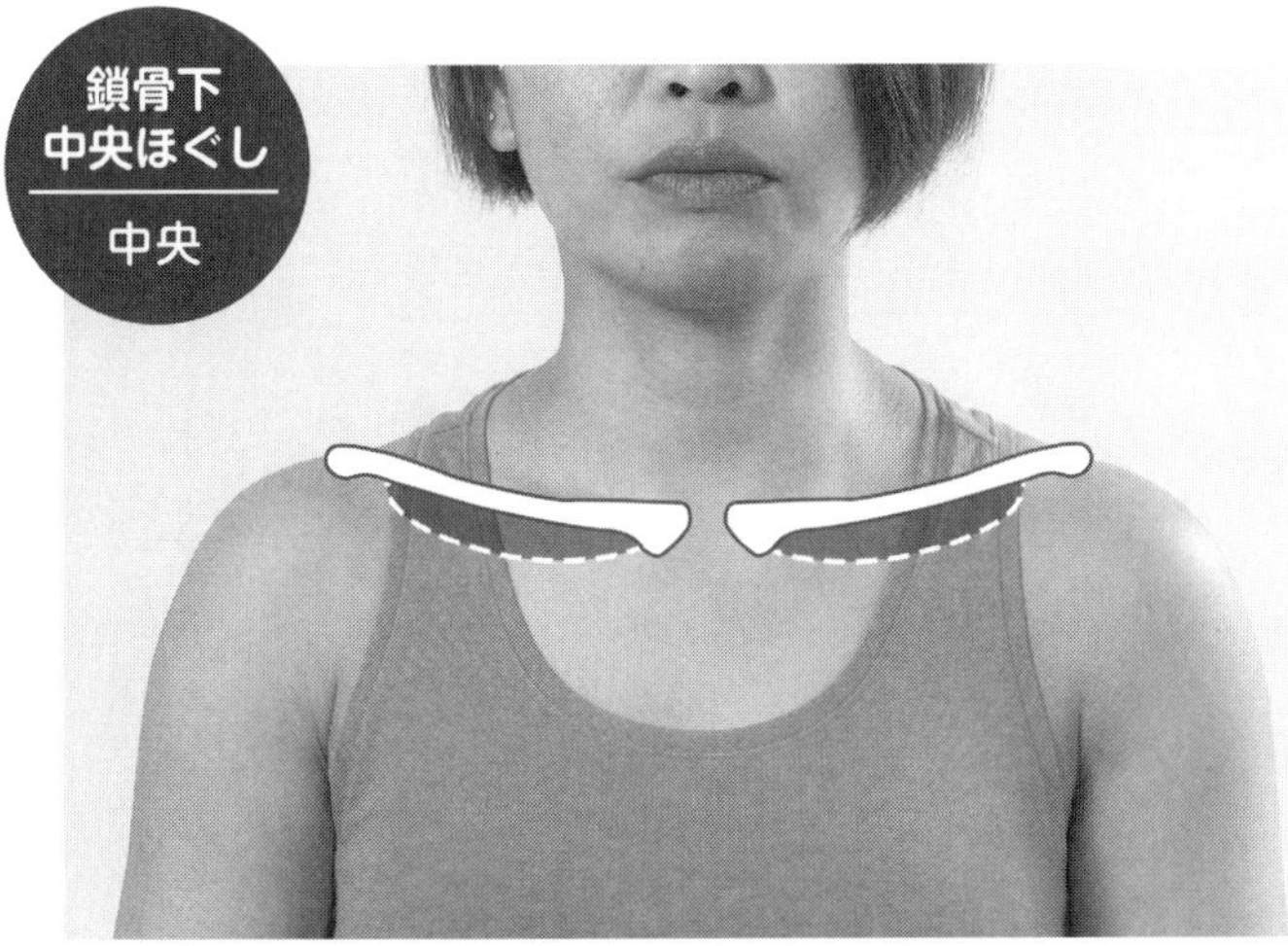

左右の鎖骨下中央の皮膚を指で押してほぐす（塗りつぶし部分）

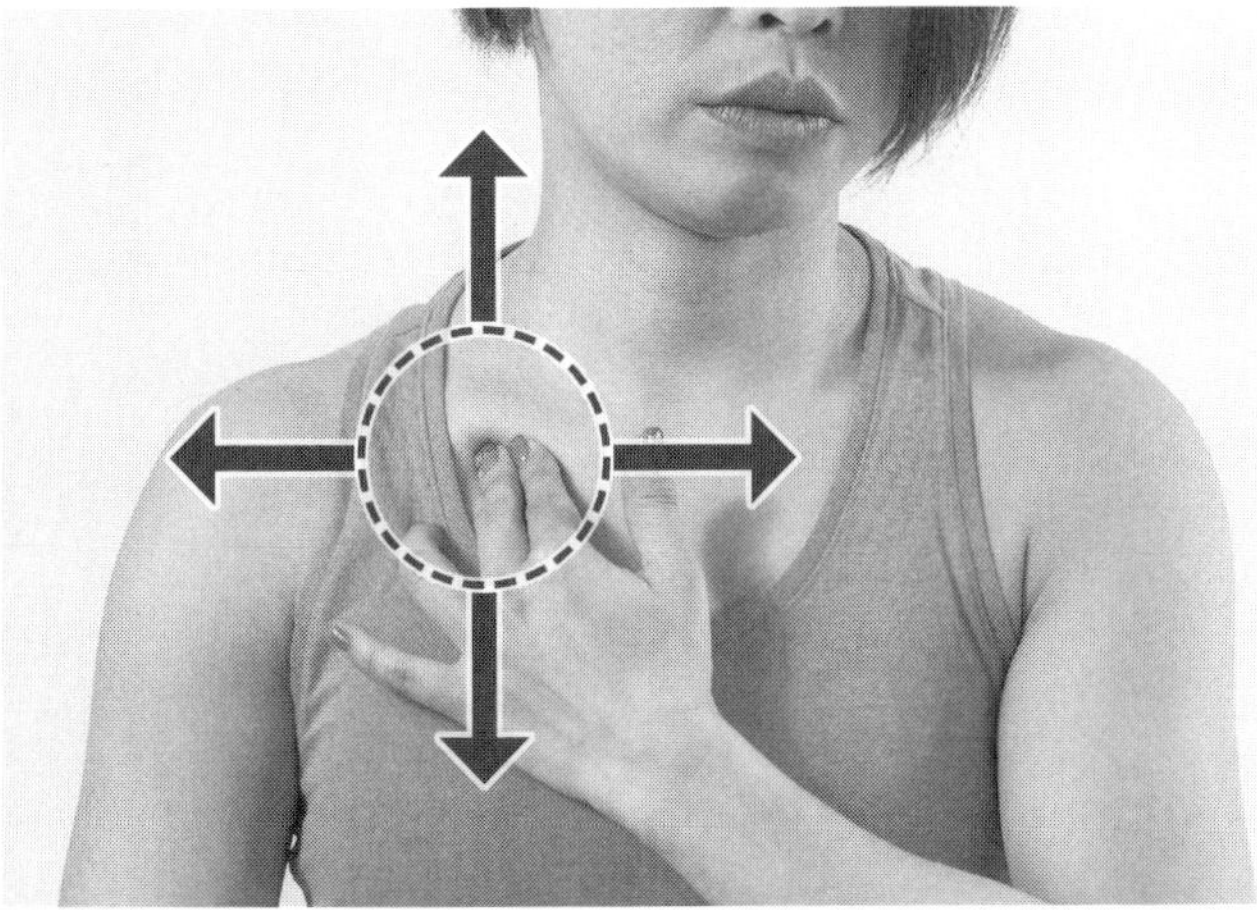

鎖骨下中央の皮膚を、指で５秒押してほぐす

■鎖骨ほぐし上級編

つまみながら動かしてほぐす！

鎖骨ほぐしの初級で表面の皮膚をさすることでやわらかくし、中級で筋肉に張り付いた皮膚と脂肪をつまんでほぐしました。ここまでの過程を経ることで、はじめは痛くてつまめなかった皮膚をつまむことができるようになってきたはずです。最初はとてもつまめるような皮膚と脂肪の状態ではなかったかもしれませんが、多くの方は4〜6日程度でやわらかくなってきます。

皮膚と脂肪がやわらかくなってきた状態で行いたいのが、鎖骨ほぐし上級です。皮膚と脂肪がやわらかくなると、筋肉との張り付きもゆるくなります。しかし、頑固な張り付きはまだ取りきれません。そんな時は、皮膚と脂肪とつまみながら、関節を動かして筋肉をストレッチした状態にします。そうすることで、ちょうど固く張り付い

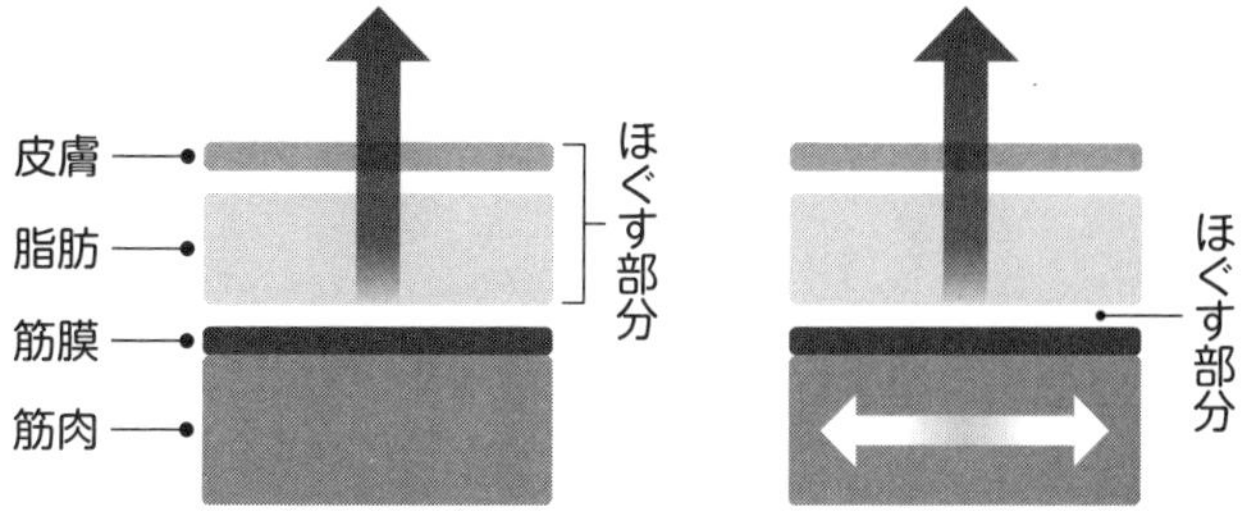

鎖骨ほぐし
中級のイメージ
（つまむ）

鎖骨ほぐし
上級のイメージ
（つまみながら動かす）

ている筋膜（筋肉を覆っている膜）と脂肪・皮膚部分に伸張ストレスが加わり、より筋肉が働きやすい状態にできるのです。

鎖骨ほぐし上級は、非常にゆるめる効果があるのは間違いないのですが、皮膚や脂肪が固い状態で行うと、かなりの痛みを伴う場合があります。「痛み」は、体が発する危険のシグナルです。痛気持ちいい「痛み」は問題ないのですが、強い痛みや電気が走るような痛みは、危険のシグナルです。そういった痛みがある場合には、無理せず初級と中級を念入りに行うだけでも肩こり解消につながるはずです。焦らず、続けてみてください。

鎖骨ほぐし上級編のやり方

鎖骨ほぐし上級編では、鎖骨にくっついている5筋に張り付いている皮膚や脂肪をつまみながら、各筋肉を伸張するように関節運動をすることで、さらに筋肉に張り付いている皮膚や脂肪を引きはがします。

鎖骨上つまみでは、鎖骨の上内側にくっついている胸鎖乳突筋と上外側にくっついている僧帽筋上部線維の表面に張り付いている皮膚や脂肪をつまみながら、関節運動をしてほぐします。

鎖骨下つまみでは、鎖骨の下内側にくっついている大胸筋鎖骨部と下外側にくっついている三角筋前部線維の表面に張り付いている皮膚や脂肪をつまみながら、関節運動をしてほぐします。

最後に、鎖骨下中央ほぐしでは、鎖骨下中央の少し深いところにある鎖骨下筋を指で軽く押しみながら、関節運動をしてほぐしていきます。

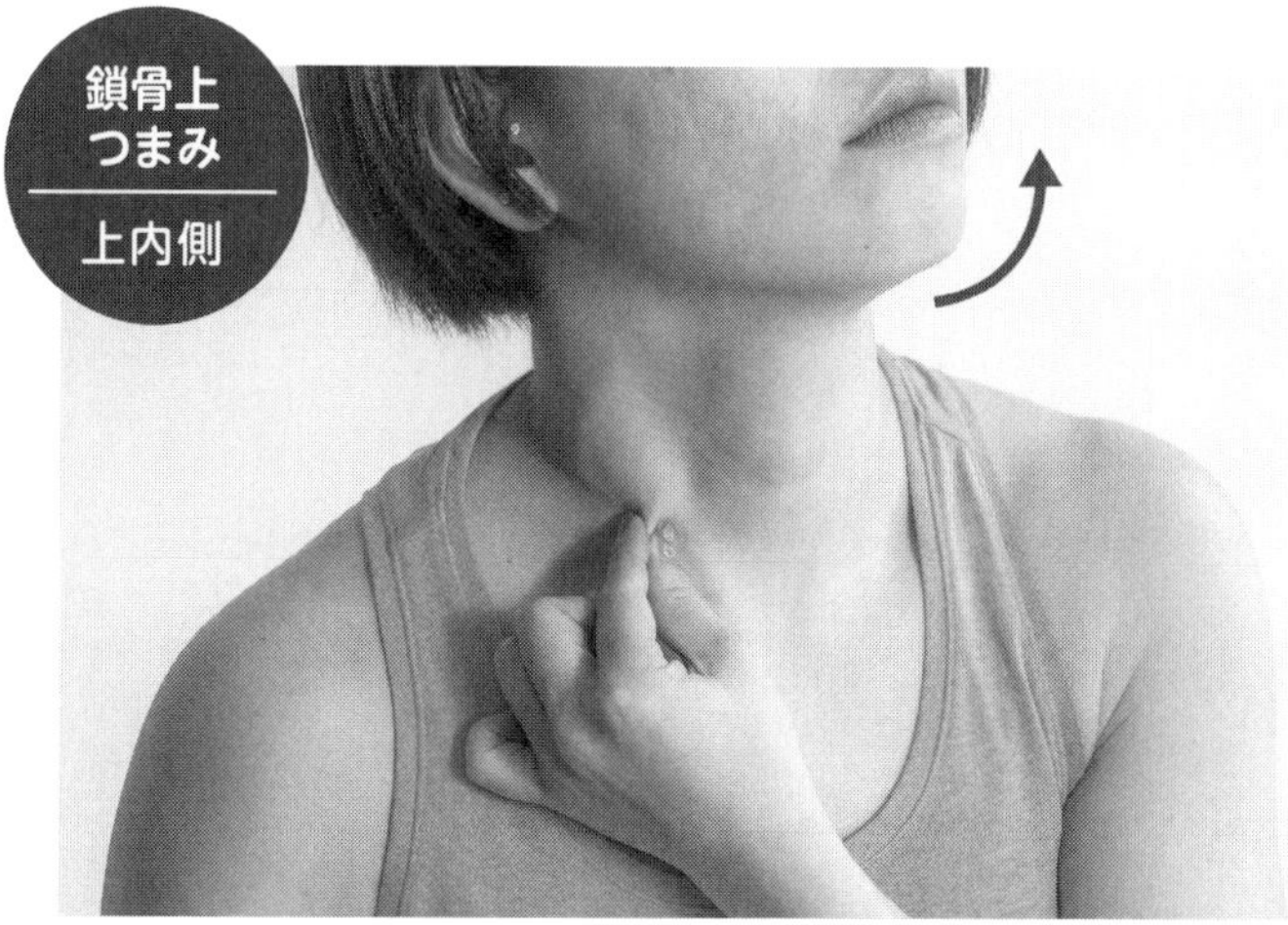

鎖骨上内側の皮膚をつまみながら、顎を天井に突き出す

鎖骨上つまみ　上内側（胸鎖乳突筋）

胸鎖乳突筋は、耳後ろの頭の骨から鎖骨の上内側にくっついている筋肉です。39ページの写真の塗りつぶし部分の皮膚と脂肪をつまみながら、顎を天井に突き出すように上を向きます。

凝っていて固いと感じたり、痛気持ちいいと感じる場所を見つけてつまみます。胸鎖乳突筋上にある皮膚と脂肪をつまみながら、胸鎖乳突筋を伸張する姿勢をとります。胸鎖乳突筋は、首の前面にくっついている筋肉なので、顎を天井に突き出すように上を向いた時に伸張されます。

上を向く際は、5秒程度の関節運動にとどめておきましょう。一箇所を長くやりすぎると、皮膚を痛めてしまうことがあるためです。少しずつ39ページの塗りつぶし部分の範囲で、位置をずらし、つまみながら顎を天井に突き出してほぐします。

鎖骨上つまみ　上外側（僧帽筋上部線維）

僧帽筋上部線維は、耳後ろの頭の骨から鎖骨の上外側にくっついている筋肉です。41ページの写真の塗りつぶし部分の皮膚と脂肪をつまみながら、頭を反対側に倒します。

凝っていて固いと感じたり、痛気持ちいいと感じる場所を見つけて、つまみます。僧帽筋上部線維上にある皮膚と脂肪をつまみながら、僧帽筋上部線維を伸張する姿勢をとります。僧帽筋上部線維は、首の側面にくっついている筋肉なので、頭を反対側に倒した時に伸張されます。

頭を反対側に倒す際は、5秒程度の関節運動にとどめておきましょう。一箇所を長

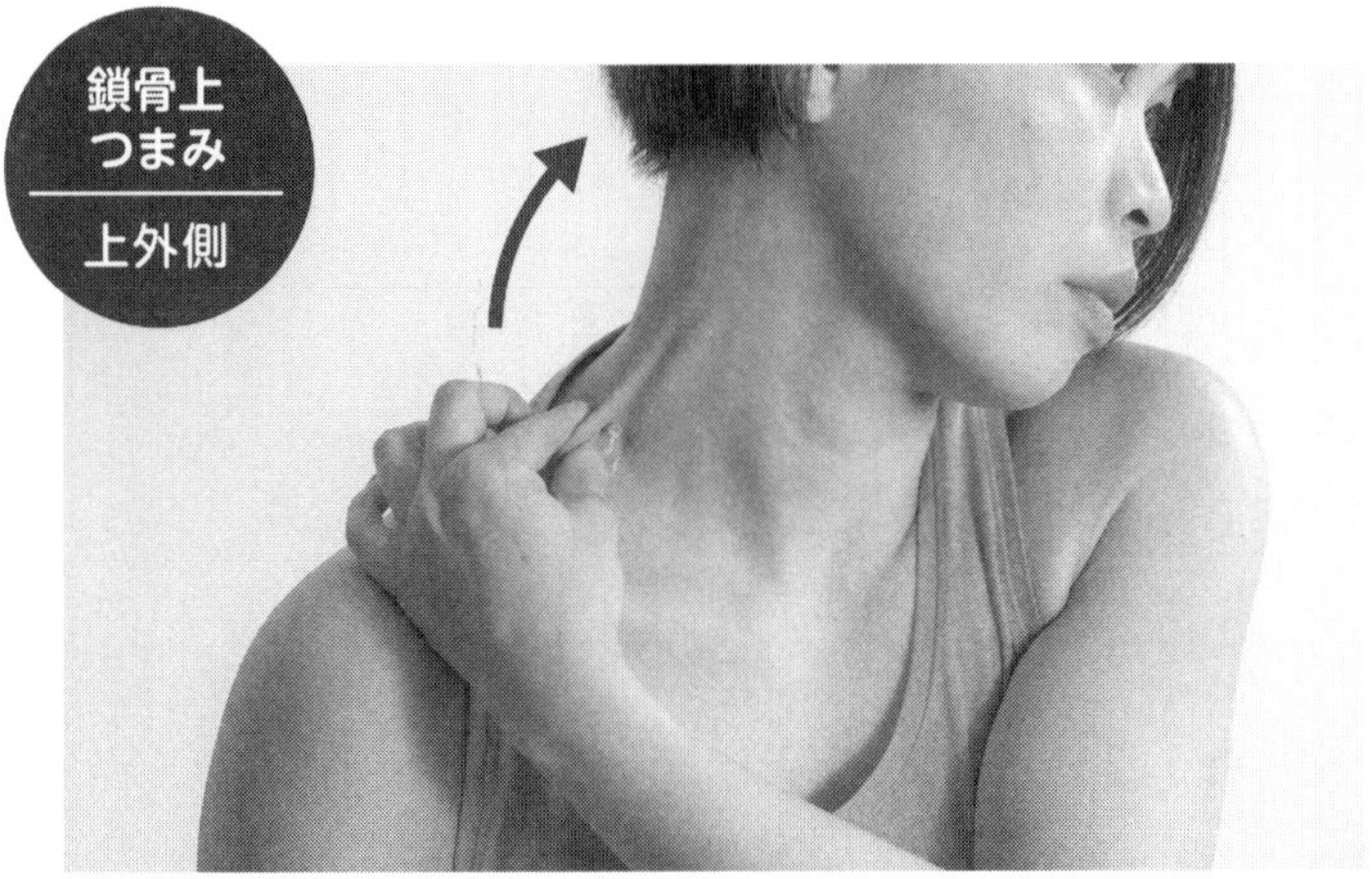

鎖骨上外側の皮膚をつまみながら、頭を反対側に倒す

くやりすぎると、皮膚を痛めてしまうことがあるためです。少しずつ41ページの塗りつぶし部分の範囲で、位置をずらし、つまみながら頭を反対側に倒してほぐします。

鎖骨下つまみ 下内側（大胸筋鎖骨部）

大胸筋鎖骨部は、鎖骨の下側から胸のあたりにくっついている筋肉です。43ページの写真の塗りつぶし部分の皮膚と脂肪をつまみ、腕を後ろに回しながら胸を張ります。

凝っていて固いと感じたり、痛気持ちいいと感じる場所を見つけてつまみます。大胸筋鎖骨部上にある皮膚と脂肪をつまみな

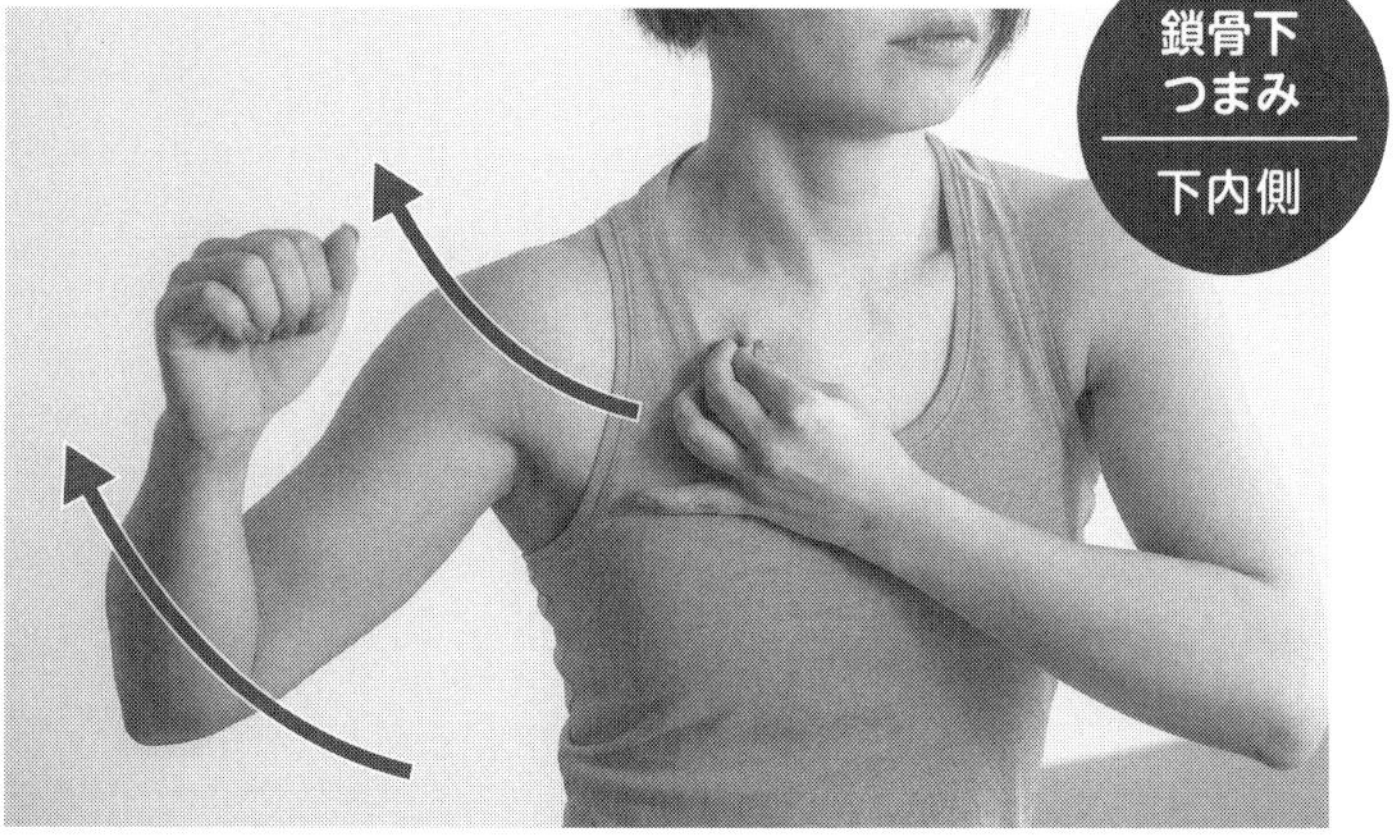

鎖骨下内側の皮膚をつまみながら、胸を張る

がら、大胸筋鎖骨部を伸張する姿勢をとります。大胸筋鎖骨部は、胸の前面にくっついている筋肉なので、胸を張った時に伸張されます。

胸を張る際は、5秒程度の関節運動にとどめておきましょう。一箇所を長くやりすぎると、皮膚を痛めてしまうことがあるためです。少しずつ43ページの塗りつぶし部分の範囲で、位置をずらし、つまみながら胸を張ってほぐします。

鎖骨下つまみ 下外側（三角筋上部線維）

三角筋前部線維は、鎖骨の下外側から肩

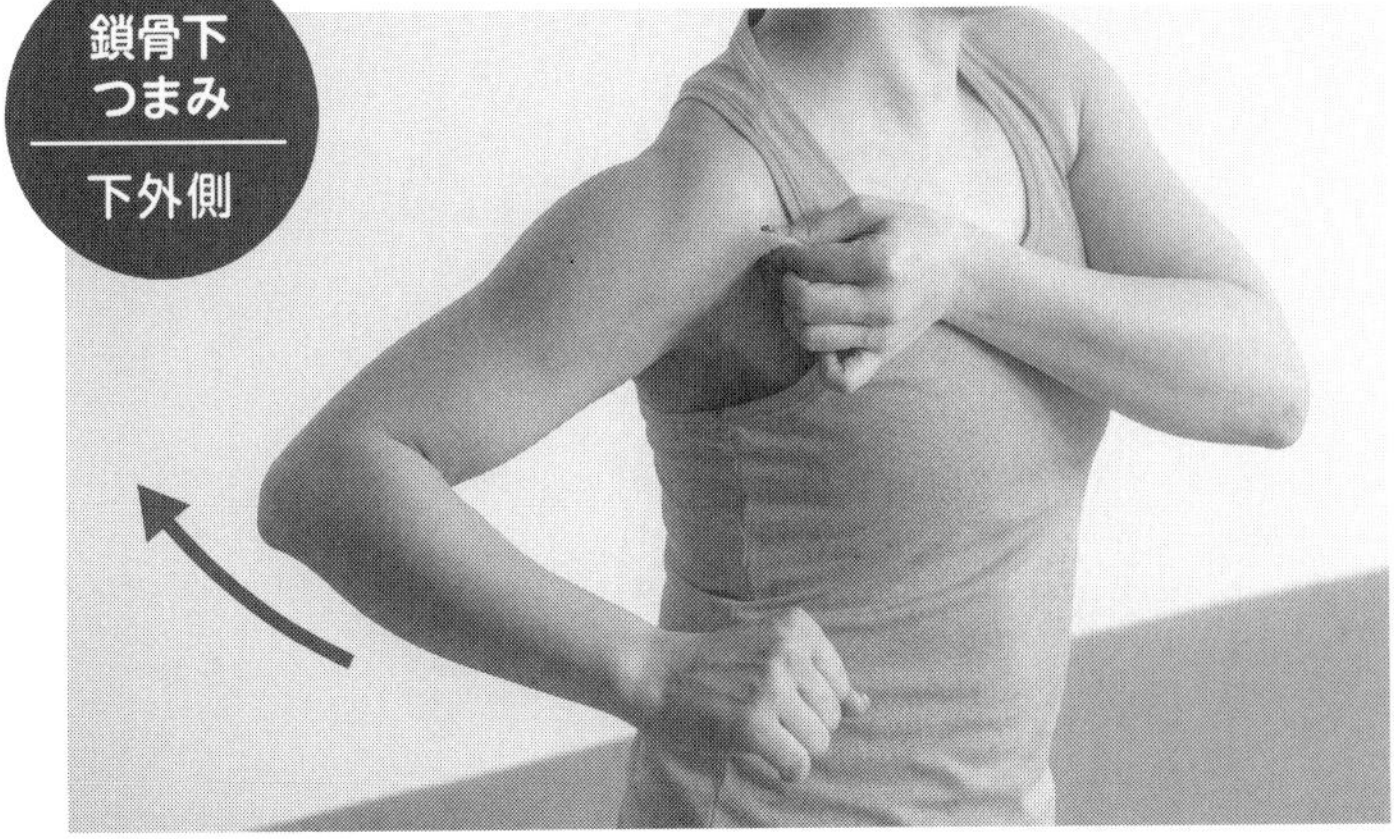

鎖骨下外側の皮膚をつまみながら、腕を後ろに引く

前面にくっついている筋肉です。45ページの写真の塗りつぶし部分の皮膚と脂肪をつまみながら、腕を後ろに動かします。

凝っていて固いと感じたり、痛気持ちいいと感じる場所を見つけてつまみます。三角筋前部線維上にある皮膚と脂肪をつまみながら、三角筋前部線維を伸張する姿勢をとります。三角筋前部線維は、肩の前面にくっついている筋肉なので、腕を後ろに引いた時に伸張されます。

腕を後ろに引く際は、５秒程度の関節運動にとどめておきましょう。一箇所を長くやりすぎると、皮膚を痛めてしまうことがあるためです。少しずつ45ページの塗りつ

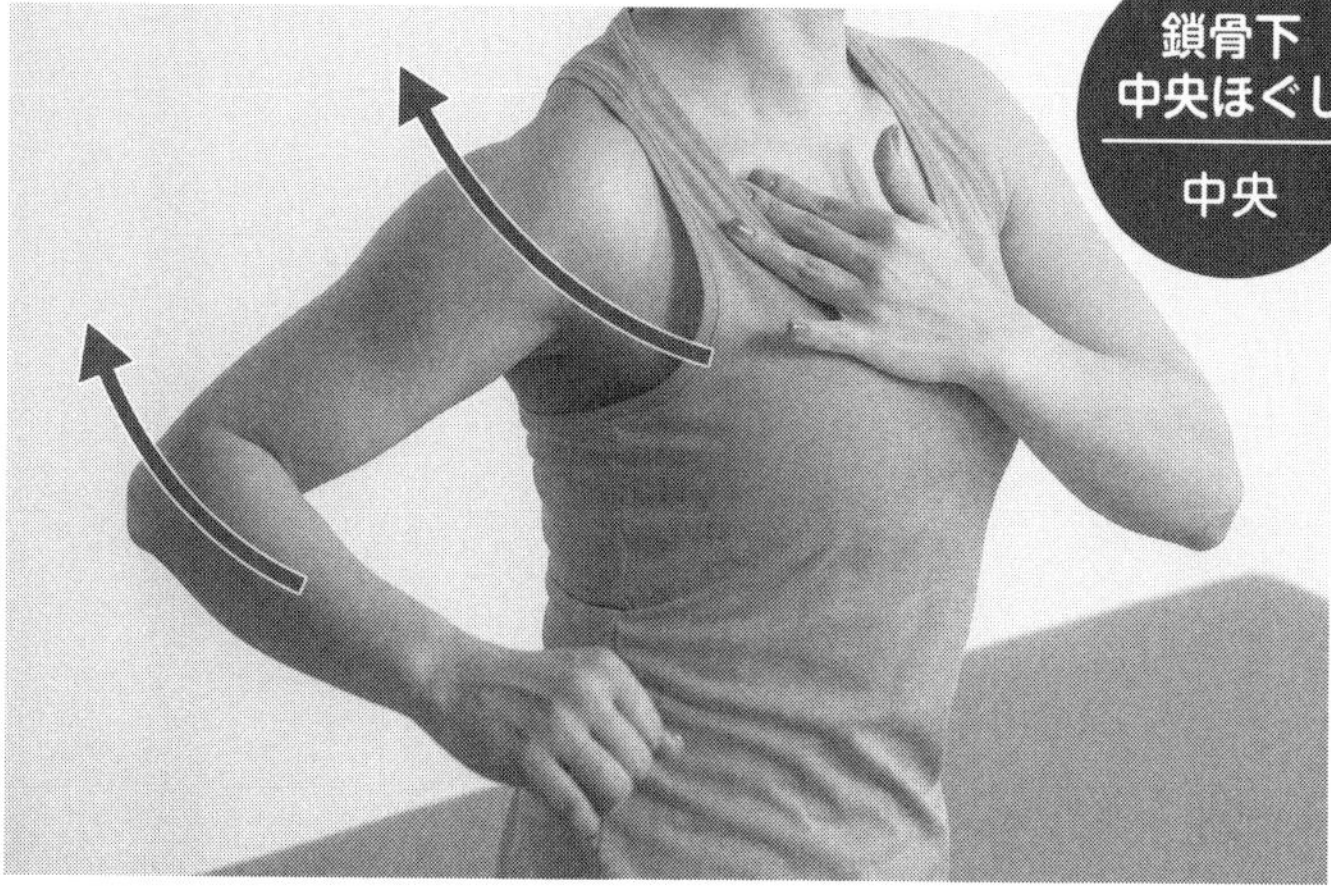

鎖骨下中央の皮膚を指で押しながら、胸を張る

ぶし部分の範囲で、位置をずらし、つまみながら腕を後ろに引いてほぐします。

鎖骨下中央ほぐし

中央（鎖骨下筋）

鎖骨下筋は、鎖骨の中央下側から第1肋骨にくっついている筋肉です。47ページの写真の塗りつぶし部分の皮膚と脂肪を指で軽く押しながら、胸を張ります。

凝っていて固いと感じたり、痛気持ちいいと感じる場所を見つけて、押します。鎖骨下筋上にある皮膚と脂肪を軽く押しながら、鎖骨下筋を伸張する姿勢をとります。鎖骨下筋は、胸の前面にくっついている筋肉なので、胸を張った時に伸張されます。

胸を張る際は、５秒程度の関節運動にとどめておきましょう。一箇所を長くやりすぎると、皮膚を痛めてしまうことがあるためです。少しずつ47ページの塗りつぶし部分の範囲で、位置をずらしながら胸を張ってほぐします。

気になる不調と鎖骨ほぐしのオススメの組み合わせ

鎖骨ほぐし中級編と上級編で紹介した「鎖骨上つまみ」、「鎖骨下つまみ」、「鎖骨下中央ほぐし」ですが、もちろんすべてのほぐしを行っていただくのが理想的なのですが、すべてを網羅するには時間が足りないことも……。そんな時は、その時の体調や不調に合わせて必要な鎖骨ほぐしをチョイスして行うのも良いでしょう。オススメの組み合わせを表にしました。ぜひ、自分の体調と照らし合わせて行ってみてください。

気になる不調	オススメの鎖骨ほぐし	関与する筋肉
首こり・首の疲れ	鎖骨上つまみ：上外側	僧帽筋上部線維
呼吸が浅い・呼吸しにくい	鎖骨上つまみ：上内側	胸鎖乳突筋
	鎖骨下つまみ：下内側	大胸筋鎖骨部

デスクワークでの疲労	鎖骨上つまみ：上外側	僧帽筋上部線維
	鎖骨上つまみ：上内側	胸鎖乳突筋
目の疲れ	鎖骨上つまみ：上外側	僧帽筋上部線維
頭痛	鎖骨上つまみ：上外側	僧帽筋上部線維
歯ぎしり・食いしばり	鎖骨上つまみ：上内側	胸鎖乳突筋
手の使い過ぎ（洋裁など）	鎖骨下つまみ：下外側	三角筋前部線維
腕が上げにくい	鎖骨下中央ほぐし	鎖骨下筋
腕が回しにくい	鎖骨下つまみ：上内側	大胸筋鎖骨部
	鎖骨下つまみ：上外側	三角筋前部線維
	鎖骨下中央ほぐし	鎖骨下筋
背中の張り・凝り	鎖骨上つまみ：上外側	僧帽筋上部線維
	鎖骨下つまみ：下内側	大胸筋鎖骨部

第3章

長引く肩こりの7つの原因

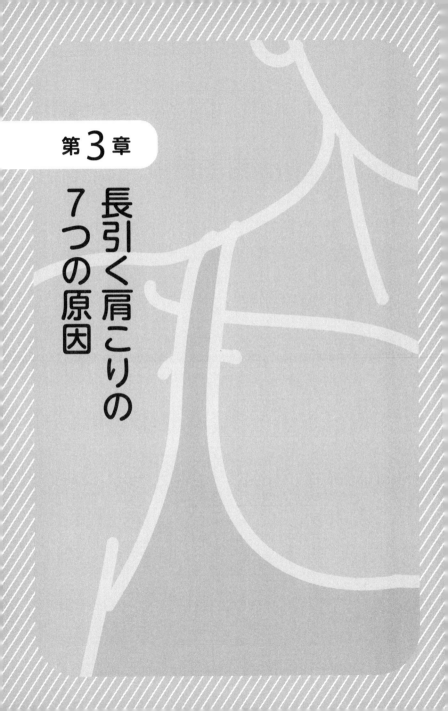

そもそも肩こりとは?!

さて、これまで肩こりの解消法として鎖骨ほぐしのやり方について解説してきましたが、そもそも「肩こり」とは何なのでしょうか?

日本整形外科学会の資料によると、肩こりとは「首すじ、首のつけ根から、肩または背中にかけて張った、凝った、痛いなどの感じ」と表現されています。場合によっては、頭痛や吐き気を伴うことがあるとされます。原因としては、多岐にわたり、首や背中が緊張するような姿勢での作業や姿勢の良くない人(猫背・前かがみ)、運動不足、精神的なストレス、なで肩、連続して長時間同じ姿勢をとること、ショルダーバッグ、冷房などが挙げられます。また、頸椎疾患、頭蓋内疾患、高血圧症、眼疾患、耳鼻咽喉疾患、肩関節疾患の随伴症状として肩が凝ることも多いのです。

このようにもんだだけでは解消されない長引く肩こりは、凝りを発生させている原因を探り、その原因を解消することが必要と考えます。これまでさまざまな肩こりで悩む方々の施術を担当させていただく中で、肩こりを7つのタイプに分けて考え、対処することが必要という結論に至りました。

タイプ1	筋肉疲労
タイプ2	運動不足
タイプ3	体液循環低下
タイプ4	眼疲労
タイプ5	ストレスによる負荷
タイプ6	内臓負担
タイプ7	女性ホルモンによる影響

この章では、肩こりの7つのタイプを紹介します。自分の肩こりがどのタイプなのか？　知って対応するだけで凝りの解消が促される可能性が高いです。もんでも解消されない肩こりで長年悩んでいる人は、まずは自分がどのタイプの肩こりなのか？「肩こり診断」ＹＥＳ／ＮＯチャートとチェックリストで確認してみましょう！

肩こり診断～自分は何タイプの肩こり？

自分がどのタイプの肩こりなのか？　自分に合った対処法を実践するためにも、肩こり診断で確認することをオススメします。

まずは、ざっくりと自分がどのタイプなのかを知ることが大切です。そんな時に行ってもらいたいのが、「ＹＥＳ／ＮＯチャート」です。次の問いに、ＹＥＳかＮＯで答えてみてください。自分がどの肩こりタイプの要素が強いのかが分かります。

■ＹＥＳ／ＮＯチャート

生理不順・月経前症候群・更年期障害

NO

YES

「女性ホルモンによる影響」タイプ

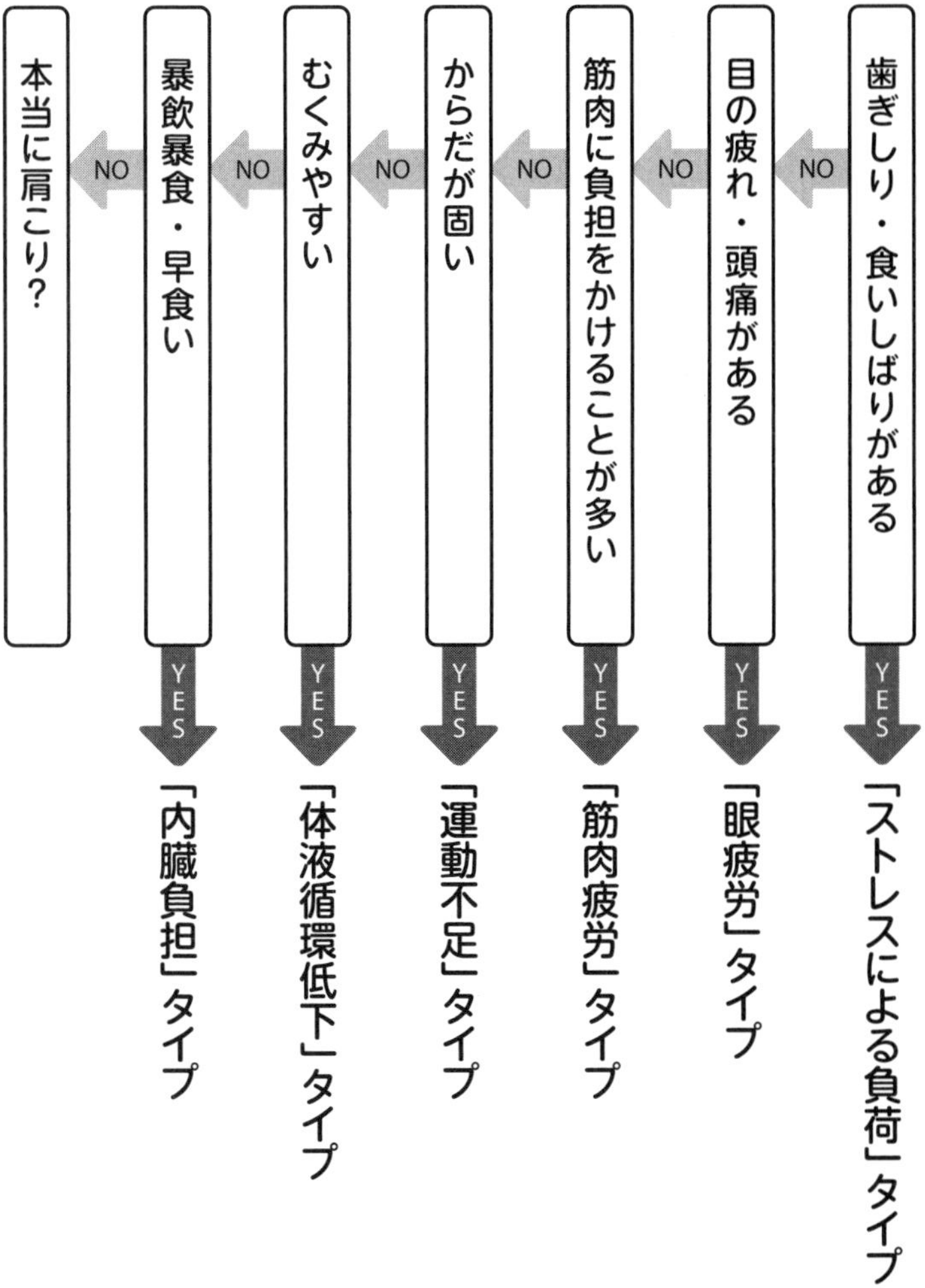
歯ぎしり・食いしばりがある
YES
「ストレスによる負荷」タイプ
NO
目の疲れ・頭痛がある
YES
「眼疲労」タイプ
NO
筋肉に負担をかけることが多い
YES
「筋肉疲労」タイプ
NO
からだが固い
YES
「運動不足」タイプ
NO
むくみやすい
YES
「体液循環低下」タイプ
NO
暴飲暴食・早食い
YES
「内臓負担」タイプ
NO
本当に肩こり？

次に、もっと詳細を知るために「チェックリスト」を活用してください。当てはまる項目にチェックマークを入れていきましょう。各タイプで2つ以上の項目にチェックがつく場合、そのタイプの肩こりである可能性が高いです。実は、YES／NOチャートでは1つに絞るのですが、該当するタイプが1つとは限りません。いくつかのタイプが組み合わさっている場合もありますので、すべての項目を確認して該当するものにチェックを入れてみてください。複数に該当する場合は、色々な要素が混じった肩こりということになりますので、より解消が難しくなっているはずです。長引く肩こりで悩んでいる人は、複数のタイプの肩こりが組み合わさった頑固な肩こりと言えます。

■チェックリスト

「筋肉疲労」が原因

- □ 仕事でデスクワーク中心
- □ 仕事や趣味で同じ姿勢での作業が多い

- □ 長時間の手を使う細かい作業を行うことが多い
- □ 肩に力が入りやすい

「運動不足」が原因

- □ 運動習慣がない
- □ 移動は歩くことが少ない（車移動中心）
- □ からだが固い
- □ 足がつりやすい

「体液循環低下」が原因

- □ 運動習慣がない
- □ 生活が不規則である
- □ 食生活が偏っている
- □ むくみやすい

「眼疲労」が原因

- □ スマホやパソコンなどの液晶画面を長時間見ることが多い
- □ 目が充血しやすい
- □ ドライアイである
- □ 肩に力が入りやすい

「ストレスによる負荷」が原因

- □ 人間関係や仕事で悩みがある
- □ 人の視線や評価が気になる
- □ 歯ぎしりや食いしばりがある
- □ 肩に力が入りやすい

「内臓負担」が原因

□アルコールが好きでよくお酒を飲む
□飲み物はホットよりコールド派
□暴飲暴食・早食いである
□最近、急激に体重が増えた

「女性ホルモンによる影響」が原因

□生理不順である
□月経前症候群（ＰＭＳ）である
□産前産後である
□更年期障害の症状がある（顔ののぼせやほてり、発汗など）

自分がどのタイプの肩こりか分かりましたか？　次頁より７つのタイプの状態や原因、そして、その対処法について解説します。

各タイプの状態とオススメの対処法

■「筋肉疲労」タイプ

どんな状態?

いわゆる肩こりの代表的なタイプがこの「筋肉疲労」タイプです。首から肩、背中の筋肉の一時的な使いすぎによる筋肉疲労によって肩まわりが凝り固まります。この筋肉疲労タイプの肩こりは、肉体労働や激しい運動によって筋肉がこわばって固くなった状態です。凝りは強く感じるかもしれませんが、このような一時的な使いすぎによる凝りなので、凝っているところをもみほぐすだけでも改善されることが多いです。ただし、この筋肉疲労は、持続的な筋肉の使いすぎでも起こるため、長時間の仕事でのデスクワークや立ち仕事、趣味の洋裁などの作業でも起こることがあります。そのような長時間の同じ姿勢での作業で日頃から悪い姿勢を取っていると、筋肉疲労が蓄積されて慢性的な肩こりになることもあるので注意しましょう。

オススメの対処法

筋肉疲労タイプの肩こりは、一時的に筋肉が凝り固まった状態なので「凝った筋肉を直接ほぐす」ことが効果的です。凝っているところを自分でもみほぐすのもいいのですが、頑張ってもむことで余計肩こりになってしまうことも……。そんな時は、テニスボールやマッサージ用のボールなどを使ってほぐすと

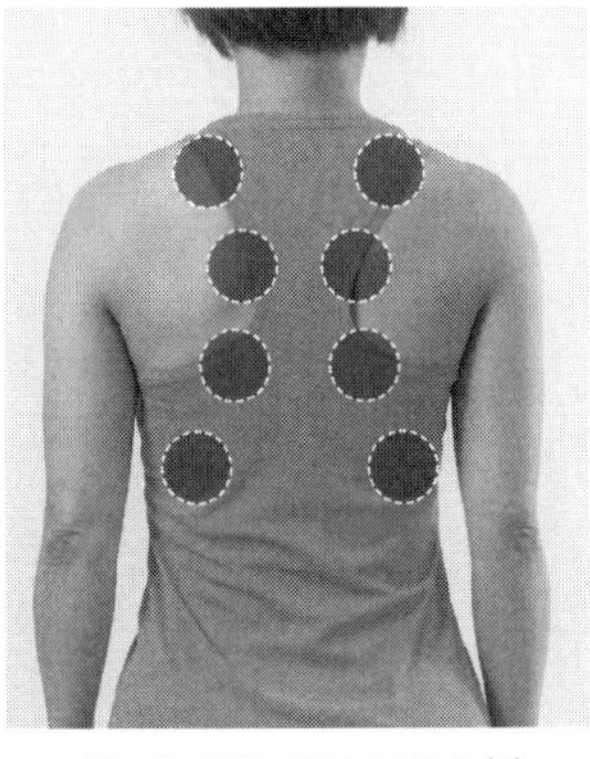

ボールを当てるところの例

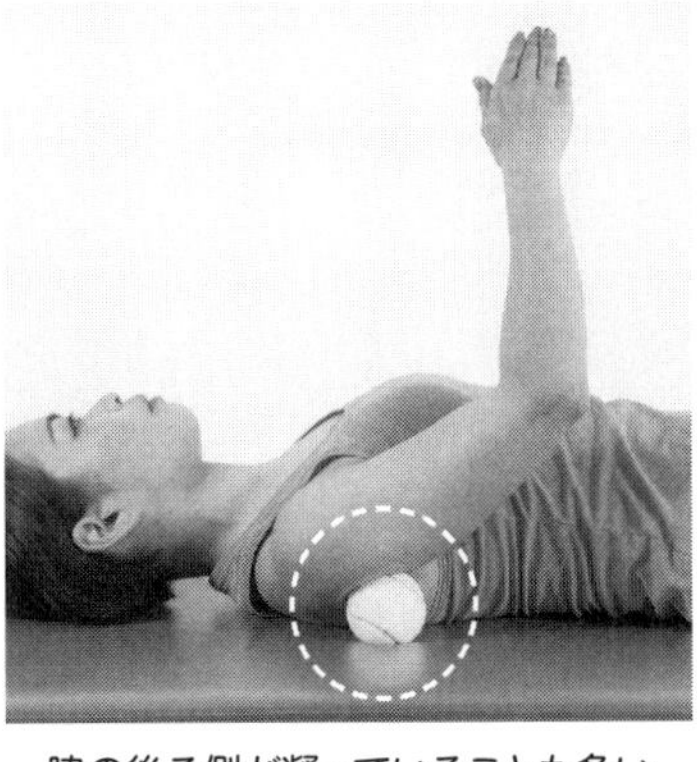

脇の後ろ側が凝っていることも多い

いいでしょう。ボールを凝っているところの真下になるように床に置き、その上に寝転びます。そのままボールを床と凝っているところでこすり合わせるように体を動かしてほぐします。写真のような箇所が凝りやすいところなので、参考にしてみてください。意外かもしれませんが、脇の後ろ側が凝っている人が多いです。ここが凝っていると、腕を上げにくくなることもあります。ぜひ、脇の後ろ側もほぐしてみてください。

デスクワークなどの長時間の同じ姿勢で凝り固まった肩こりの場合は、ストレッチもオススメです。肩まわりから背中が凝り固まりやすいです。そこで、座った姿勢でストレッチします。凝っている側の腕を持ち上げたまま、反対側に体を倒します。そうすることで、脇のあたりから体の横側が伸ばされるはずです。また、手を体の前で組み、前方に突き出します。そうすることで、背中が伸ばされます。

さらに、長時間の座った姿勢は、骨盤まわりから太ももあたりも固くなりやすいです。下半身が固く緊張状態になると、その緊張は上半身にまで及びます。下半身が固いことで肩こりが引き起こされることもあるため、ストレッチでほぐしましょう。椅

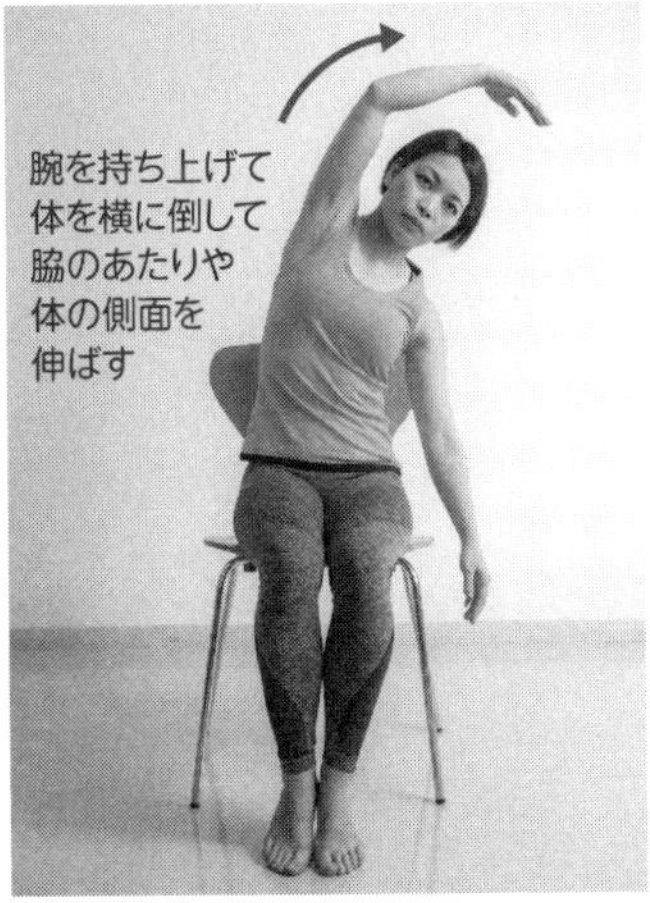
腕を持ち上げて
体を横に倒して
脇のあたりや
体の側面を
伸ばす

脇から体側のストレッチ

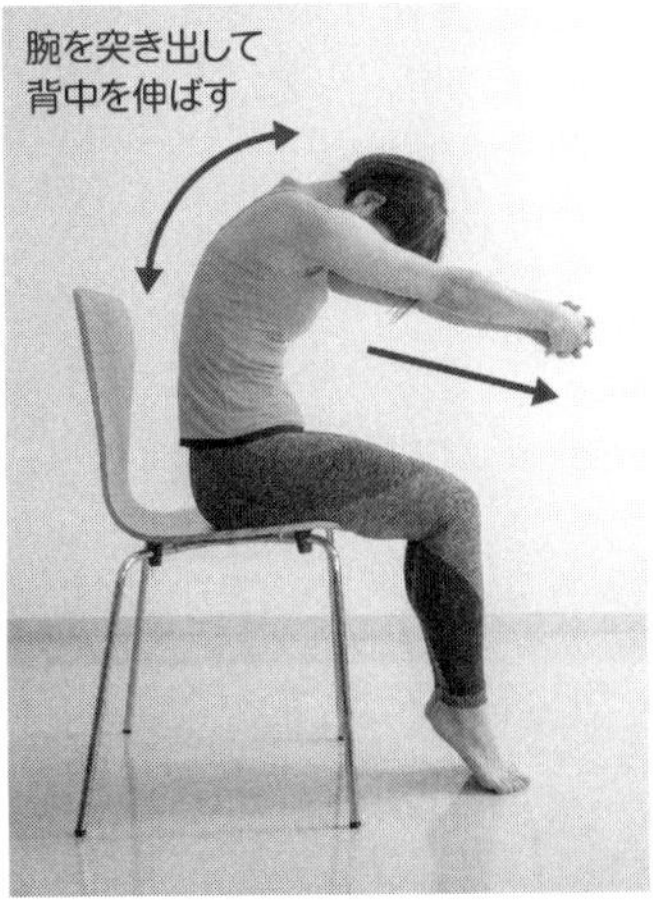

背中のストレッチ

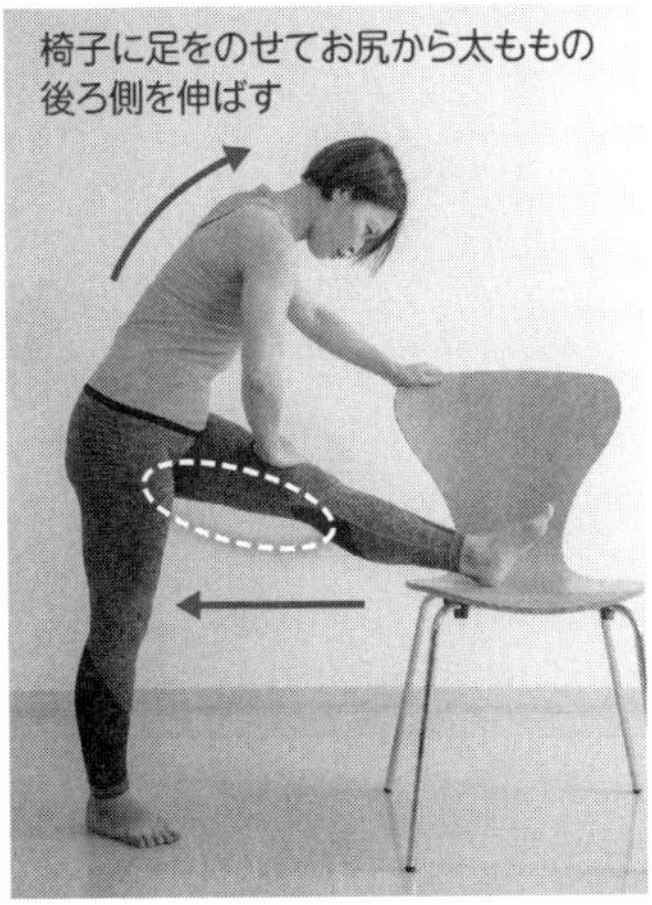

お尻から太ももの後面のストレッチ

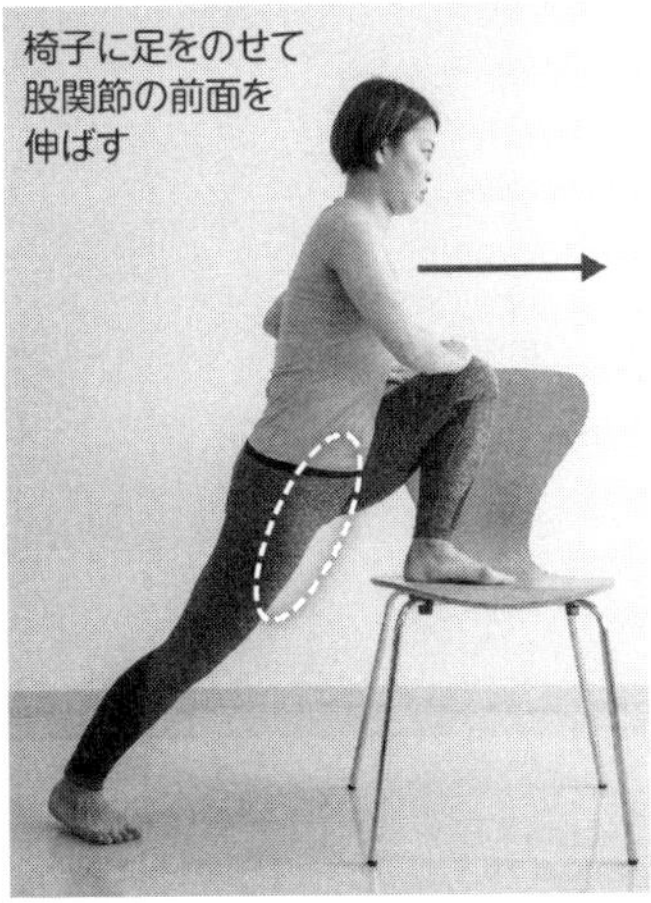

股関節前面のストレッチ

子に片足をのせて体重を後方に移動します。そうすることで、足をのせた側のお尻から太ももの後ろ側が伸ばされるはずです。次に、体重を前方に移動します。そうすると、今度はのせた側とは反対側の股関節の前側が伸ばされます。

1～2時間に一度くらい休憩をはさみ、その時に短い時間でもいいのでストレッチして凝り固まった体をほぐしましょう。なかなか仕事中のストレッチが難しい場合は、お風呂上がりや就寝前に入念に行ってもいいです。

■「運動不足」タイプ

どんな状態？

日頃の運動不足によって起こるのが「運動不足」タイプです。学生時代は、体育や部活動で体を動かす機会が多いですが、成人になると意識しないと体を動かす機会は減ってきます。また、仕事でデスクワーク中心だったり、通勤の移動が車移動だったりすると、運動不足で筋肉が固まった状態に……。その筋肉の固さで凝りを感じてしまうのが、このタイプです。さらに、長期間筋肉を使わないと、筋力も衰え、良い姿勢を保持することができなくなることもあります。そうなると、「筋肉疲労」タイプのように仕事や趣味での作業中にすぐに肩こりを感じてしまうことも……。

オススメの対処法

運動不足タイプの肩こりは、筋肉を使う機会が少ないことが大きな原因です。そのため、その対処法としては「ウォーキングや軽運動で体を動かす」ことが大切です。しかし、運動不足だからと言って、いきなりスポーツをするのは筋肉を痛めてしまう危険もあります。また、仕事などが忙しくスポーツをしたり、ジムに通って体を動かすことが難しい人も多いでしょう。そんな時は、日頃の生活を少し工夫してみましょう。例えば、いつもエレベーターやエスカレーターを使っているのを階段に変えてみたり、最寄駅からひとつ先の駅まで歩いてみたりするのもいいでしょう。少し余裕が出てきたら、ウォーキングやジョギングを始めたり、ジムに通って体を動かすものオススメです。無理のない範囲で体を動かして汗をかくようにしてみましょう。

また、この運動不足タイプの人は、良い姿勢をキープできなく、猫背になってしまう人も多いです。デスクワークやスマホの操作、読書などをしている時の姿勢が猫背になっていませんか？　そんな人には、鎖骨と肩甲骨の運動がオススメです。

まず、鎖骨と肩甲骨の動きを意識しながら肩をすくめたり、下ろしたりしてみましょう。肩先で動かすのではなく、もっと根元の方（胸のあたり）から動かしてみましょう。

さらに、「小さく前へならえ」の姿勢から腕を後ろに回しながら、胸を張ります。次に、手を胸の前に持っていき、前に突き出しながら、背中を丸めます。この時も鎖骨と肩甲骨を大きく動かすように意識して行ってみましょう。

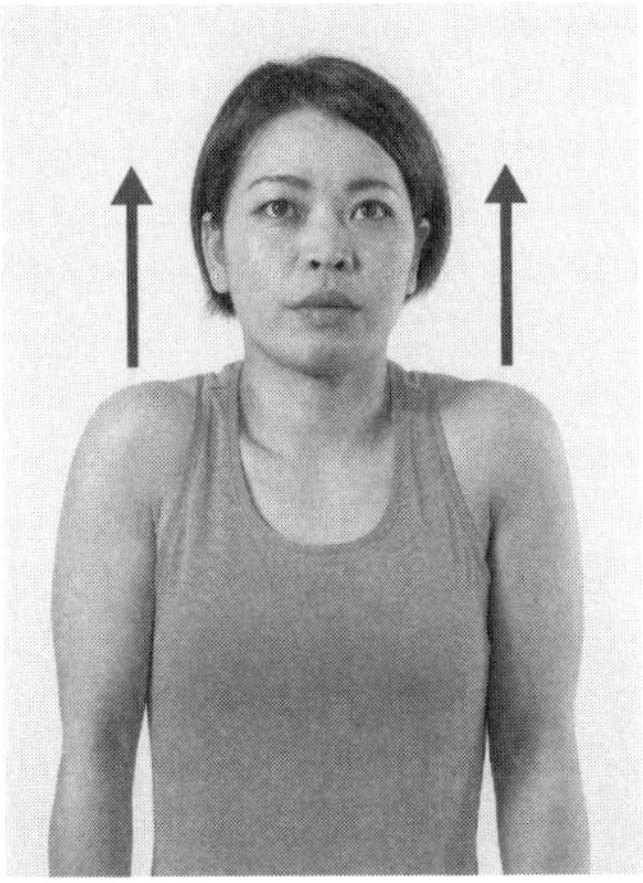

1　肩をすくめる

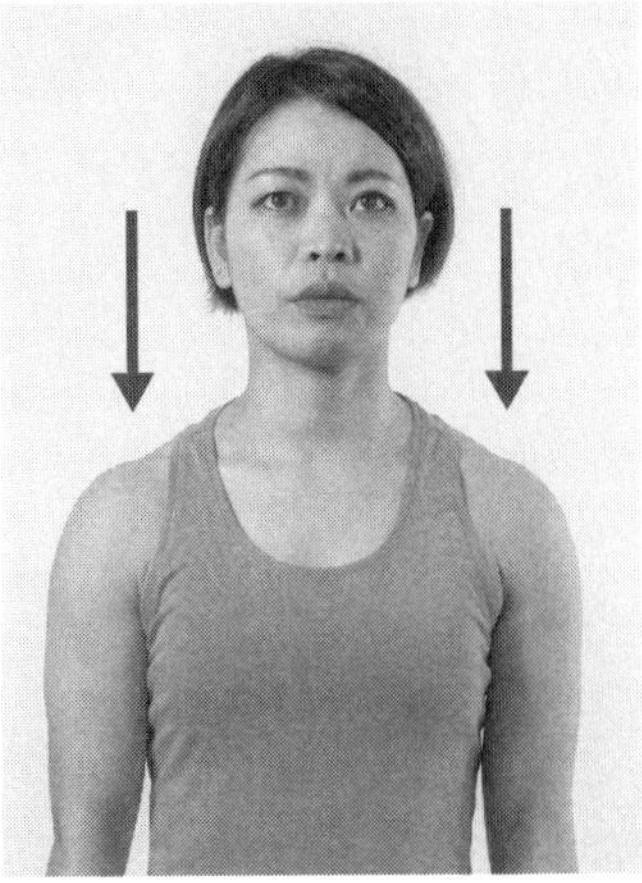

2　肩を下げる

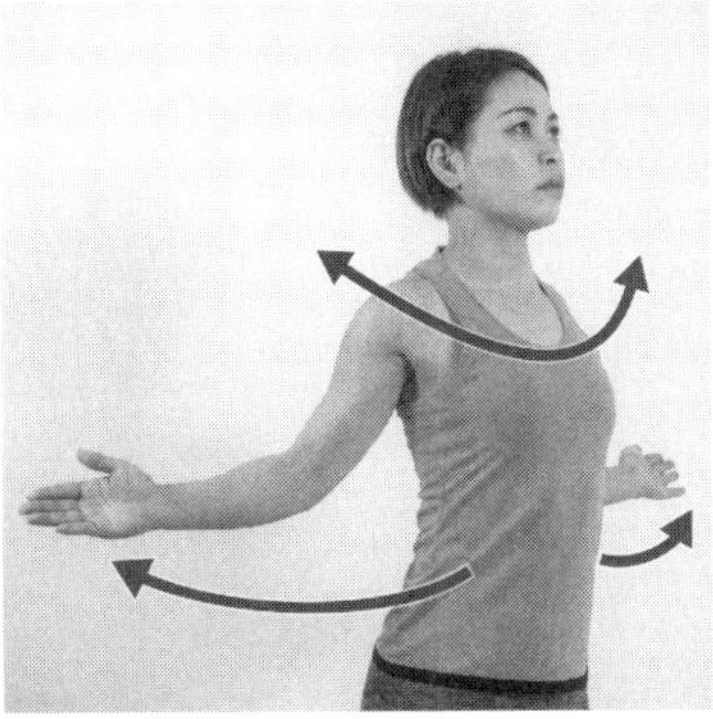

1　胸を張る

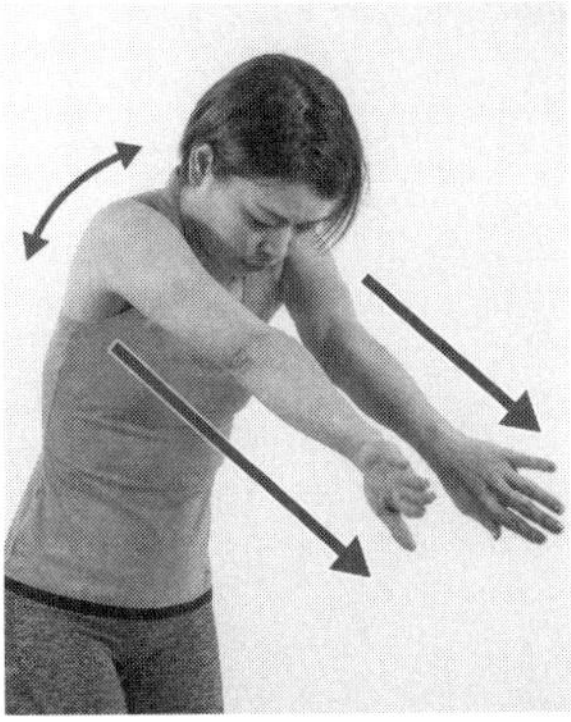

2　背中を丸める

■「体液循環低下」タイプ

どんな状態？

体液である血液やリンパ液の流れが悪くなることで凝りを生むのが、「体液循環低下」タイプです。多くの女性が悩む「冷え」や「むくみ」も、このタイプの肩こりで、冷えは、血液の循環を滞らせることで筋肉の働きが弱まり、固くこわばった状態になります。また、むくみは、血管や神経を圧迫するため肩こりの症状が現れやすくなります。

筋肉の表層にある筋膜や脂肪、皮膚が固くなっているケースが多いので、強めのマッサージをしても効き目が感じられにくいです。なぜならば、血管やリンパ管は、体の表面にあるためです。強めのマッサージは、その血管やリンパ管を潰してしまい、余計に凝りが強くなることも……。強いマッサージは効いている気がしてやりごたえはあるかもしれませんが、表面の組織には悪影響を与えてしまうことも多いのです。

オススメの対処法

体液循環低下タイプの肩こりは、「表層の筋膜や脂肪、皮膚をやわらかくして血管やリンパ管の流れを促す」ことが大切です。運動不足タイプのように全身運動であるウォーキングや軽運動が効果的です。じんわり汗をかく程度の運動を行うことで、体液の循環が良くなり、凝りも解消されます。

また、血管やリンパ管を直接刺激するようなリンパマッサージもオススメです。リンパマッサージは、皮膚をやさしくさすってリンパの流れを促すのが大切です。リンパは心臓から鎖骨や肩（鎖骨あたり）、二の腕、手の先を通って一巡するので、さする際は逆の順番でさするのがリンパマッサージのキモとなります。

まずは、円を描くように鎖骨まわりをさすります。そのあと、二の腕、手の先の順に5回ずつ下から上に向かってさすった後、指先から肩に向かって5回さすります。

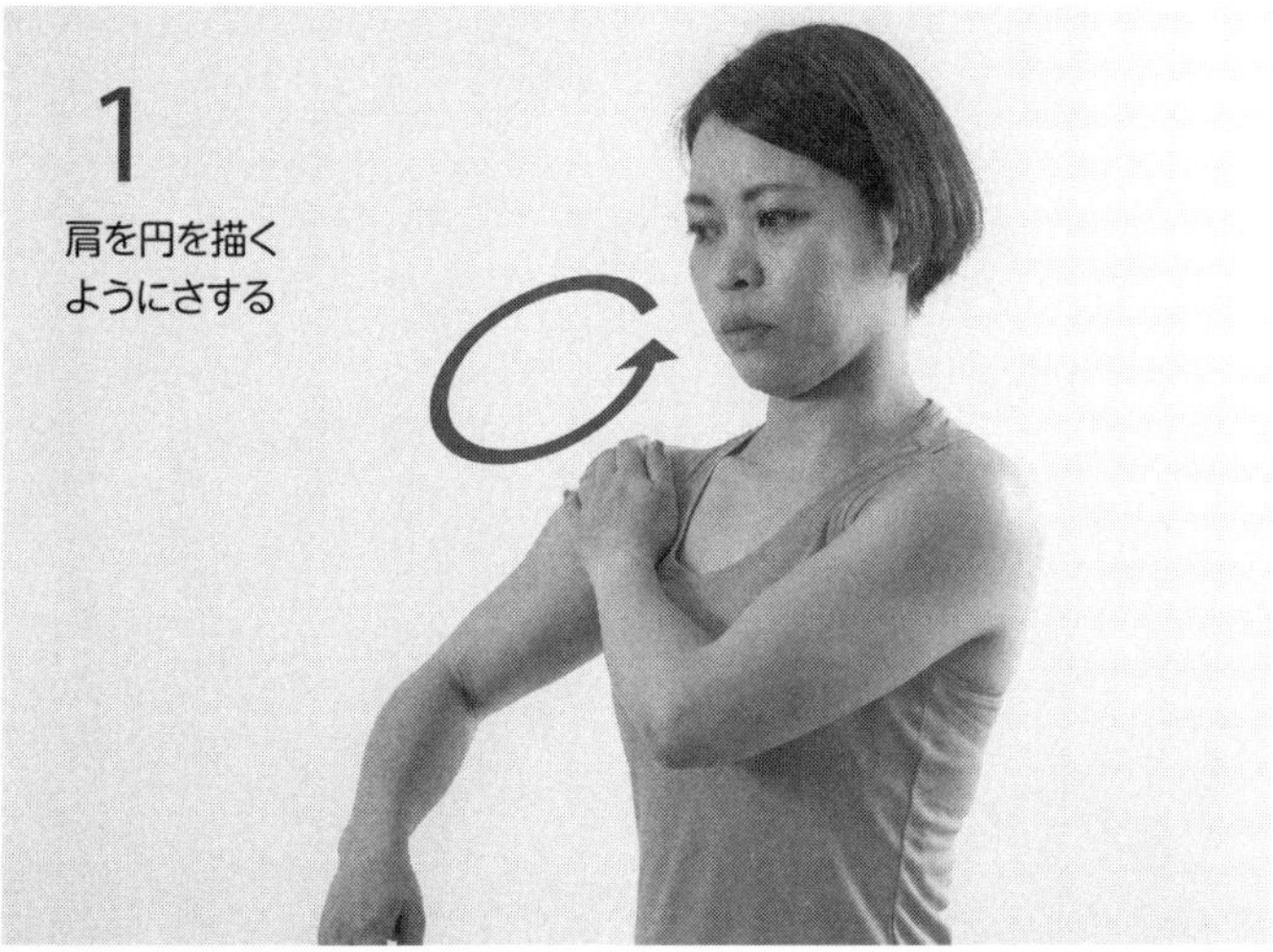
1
肩を円を描く
ようにさする

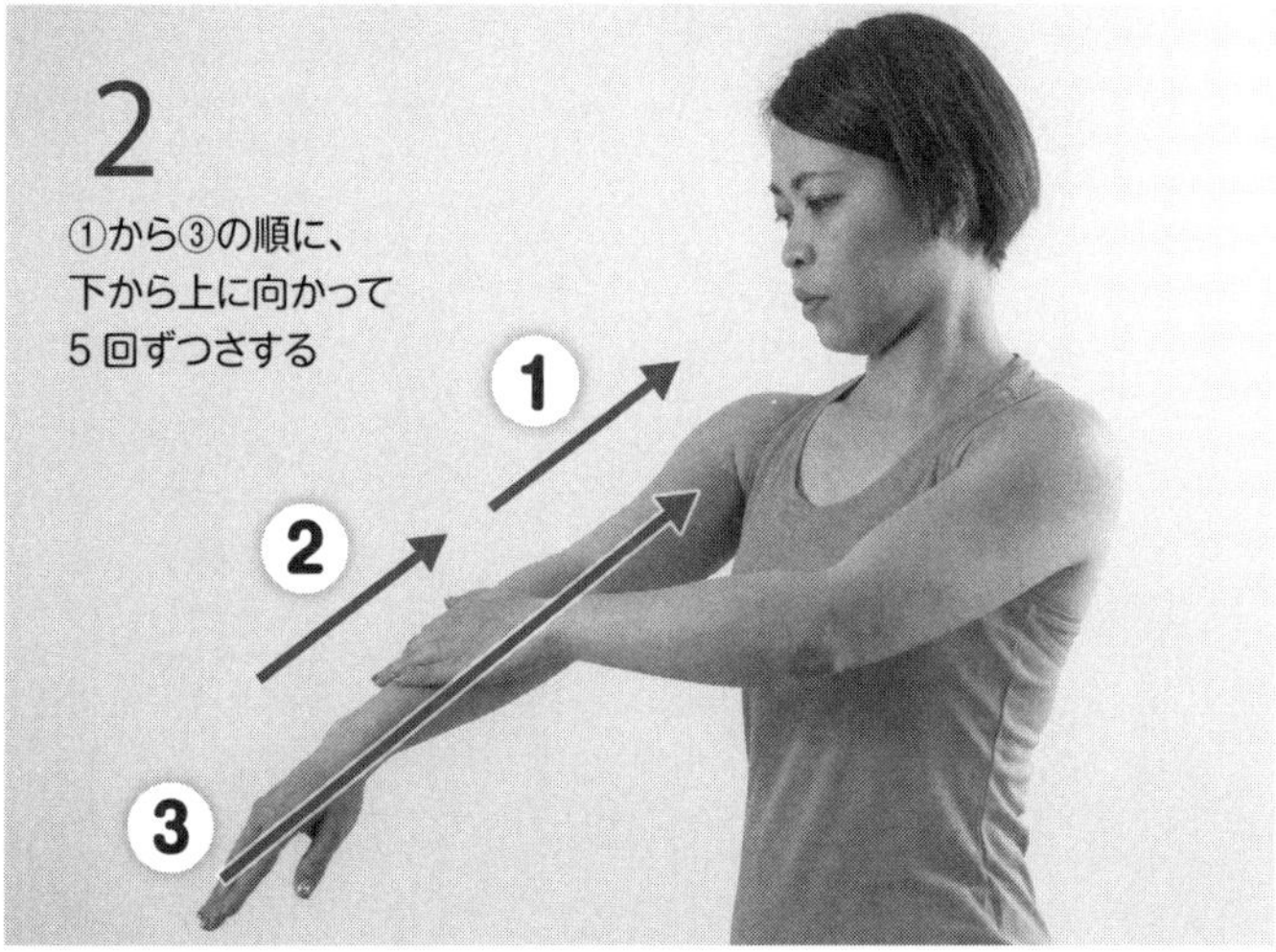
2
①から③の順に、
下から上に向かって
5 回ずつさする
1
2
3

■「眼疲労」タイプ

どんな状態？

目の疲れから発生するのが、「眼疲労」タイプです。パソコン作業やスマホ操作などの液晶画面を長時間見ることで起こる目の疲労が、目からこめかみ、首、肩にかけて凝り固まるのがこのタイプです。液晶画面からは、ブルーライトという目の奥の方まで届く強い光の影響で、長く見続けることで視界のちらつきや目の疲労に加えて、体内リズムが崩れることで睡眠障害を引き起こすという報告もあります。

眼疲労は、目だけの問題と軽視されがちですが、肩こりの原因にもなります。目を動かす筋肉は、顔の筋肉とつながっています。顔の筋肉は首の筋肉とつながっています。そして、首の筋肉は肩の筋肉とつながっています。したがって、「目の筋肉と肩の筋肉はつながっている」のです。目の筋肉が疲れてくると、連動して顔の筋肉、首の筋肉、肩の筋肉も疲労して凝ってきます。眼疲労による肩こりが疑われる人は、パソコンやスマホの液晶画面の見過ぎには注意しましょう。

オススメの対処法

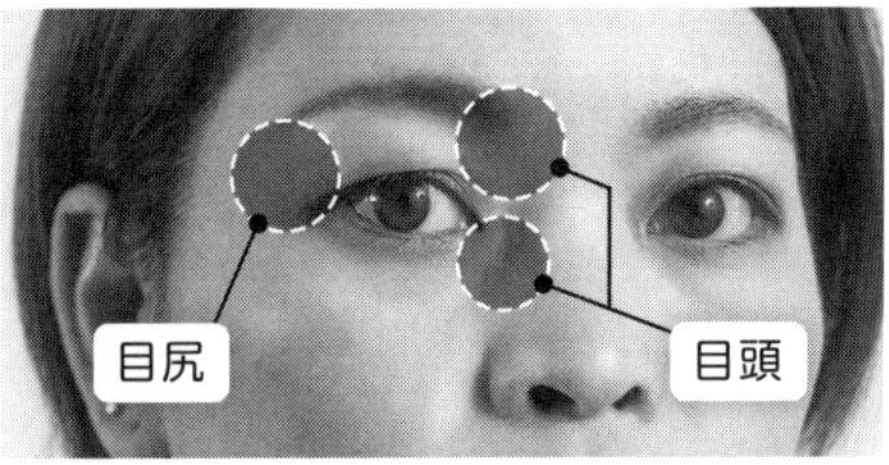

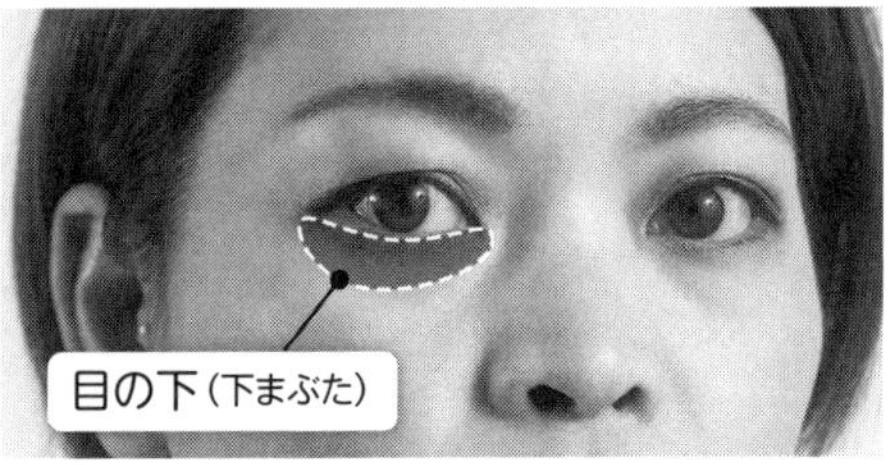

眼疲労タイプの肩こりは、目を動かす筋肉をほぐすのが効果的です。やわらげ方は大きく分けて2つあります。まず、1つ目は、「温めてほぐす」ことです。ホットアイマスクなどを使って目のまわりを温めてほぐしましょう。

2つ目は、「手でもんでほぐす」ことです。目のまわり（目頭や目尻）を指で優しくもんでいきます。目を痛めてしまわないように、強くグリグリもまないように

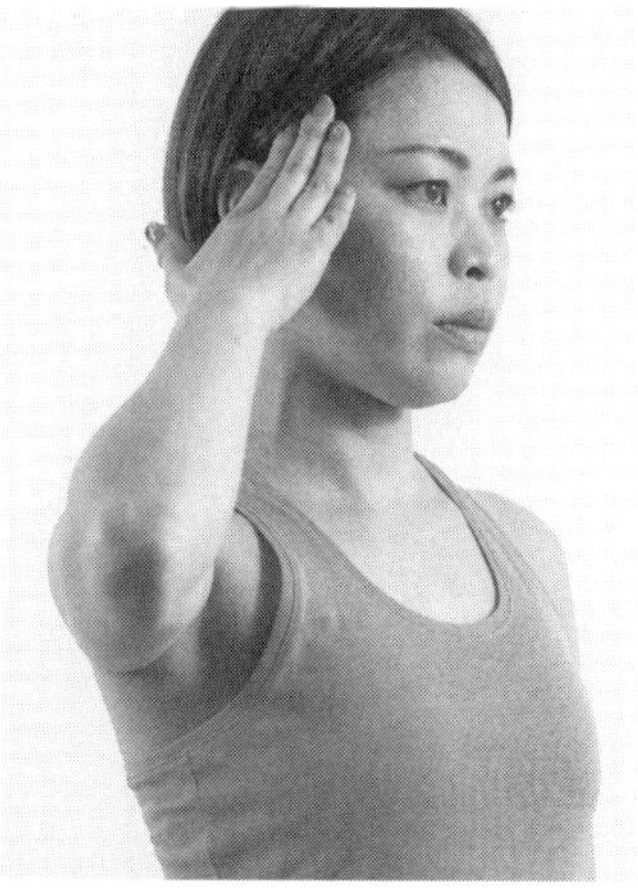
こめかみをさする

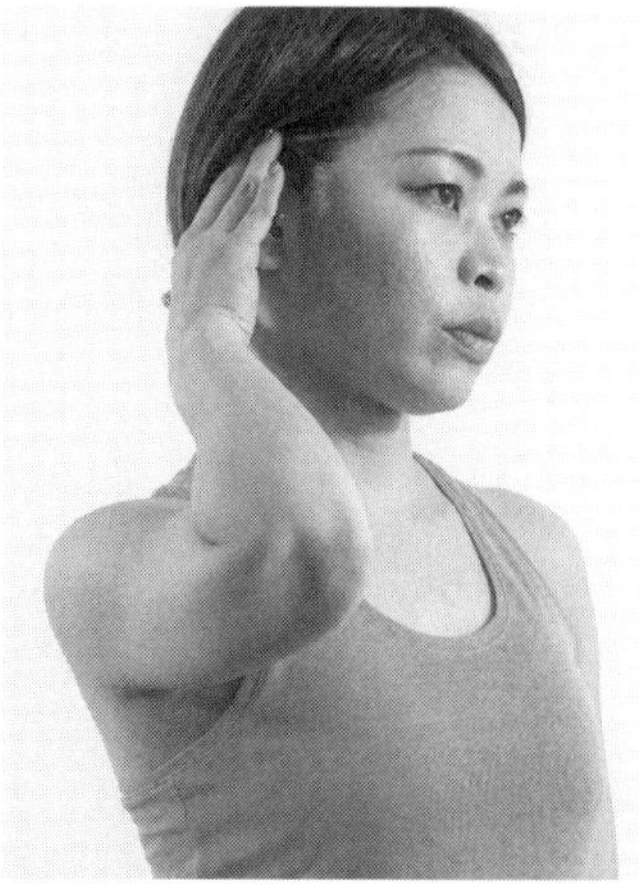
耳の上あたりをさする

注意しましょう。

眼疲労によって、こめかみや耳の上あたりが凝っている人が多いです。やさしく指で小さな円を描くようにもんでいきましょう。１箇所5秒程度で、少しずつ位置をずらしながら行うと良いです。

最近では、目のまわりの筋肉をほぐすアイマッサージャーのような機器も多く販売されています。手を使いすぎると、余計に肩が凝ってしまうような人は、このような機器を活用するのもいいでしょう。

■「ストレスによる負荷」タイプ

どんな状態？

ストレスの影響で肩に力が入り、凝ってしまうのが「ストレスによる負荷」タイプです。令和3年の厚生労働省の労働安全衛生調査の結果によると、「現在の仕事や職業生活に関することで、強い不安やストレスとなっていると感じる事柄がある労働者の割合は53・3％」と報告しています。年齢別でみると、①30歳代、②50歳代、③60歳代の順に高く、ストレスを感じる内容は、①仕事の量、②仕事の失敗、責任の発生等、③仕事の質の順となっています。

さらに、ストレスは仕事だけでなく、家庭や友人関係など多岐にわたります。ストレスがたまると、自律神経のバランスが乱れ、血流・血行が悪くなります。そうなると、無意識に首から肩まわりに力が入ってしまい、肩こりが起こります。

オススメの対処法

ストレスによる負荷タイプの肩こりは、一番の解消方法は「ストレスの原因を取り除く」ことです。ただし、ストレスの元を解消するのは非常に難しいです。仕事がストレスだとして、辞めることができますか？　家事や育児がストレスの元だとして辞めることができますか？　意外と、多くのストレスの元を解消することは困難であることが多いのです。では、肩こり解消は、諦めた方がいいのでしょうか？　もちろん、諦める必要はありません。ストレスの元は解消できなくても「緩和する」ことは可能です。ストレスを和らげる自分に合った「ストレス発散法」を見つけることが大切です。このストレス発散法は、個人差がかなりあります。例えば、カラオケで大熱唱すると発散される人もいれば、人とたくさんおしゃべりすると発散される人がいたり、読書をすると心が落ち着いて発散する人もいるのです。自分と向き合い、自分だけのストレスによる肩こり発散法を発見してみましょう！

■「内臓負担」タイプ

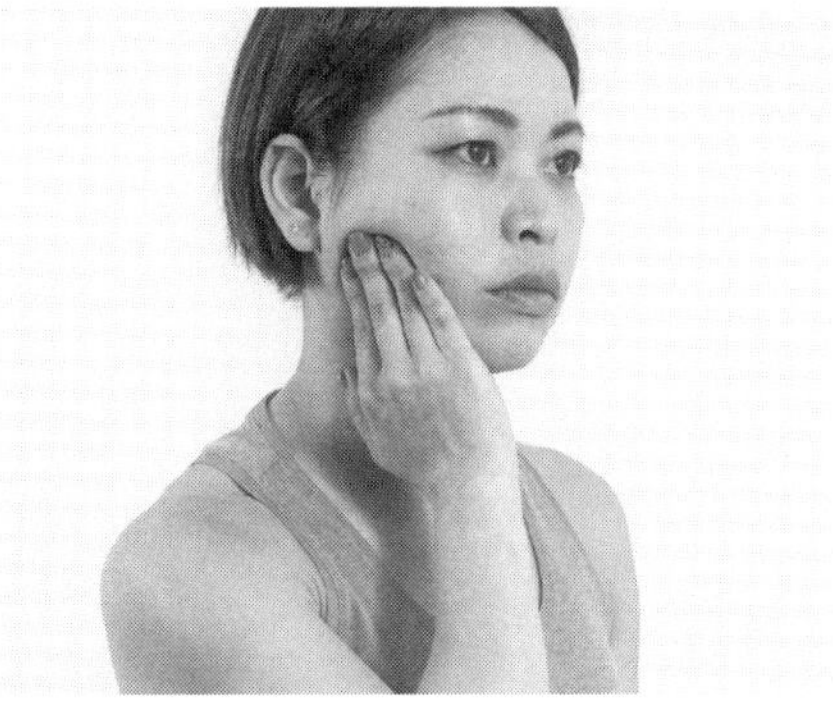

顎あたりをさする

また、ストレスを抱えすぎている人は、寝ている時に歯を食いしばったり、歯ぎしりしてしまう人もいます。口まわりの筋肉の緊張は、首から肩にまで伝わります。歯がかけたり、顎関節症になってしまうような場合は、歯科医に相談しましょう。自分でできる対処法としては、口から顎まわりを指でほぐすことです。やさしく指で小さな円を描くようにもんでいきましょう。1箇所5秒程度で、少しずつ位置をずらしながら行うと良いです。

食生活の乱れによって引き起こされるのが「内臓負担」タイプです。暴飲暴食によって、内臓に負担がかかることで、血流が悪くなり、負担のかかりやすい首から肩まわりが凝りやすくなります。

また、内臓に負担がかかると、姿勢にも影響を及ぼすことがあります。例えば、急激な腹痛で苦しい姿を想像してみてください。背中が丸まり、下向き加減の姿勢が想像されたのではないでしょうか。その姿勢で腕を使った作業を行うと、あっという間に、肩が凝ってしまいます。内臓負担による姿勢も肩こりに関係しているのです。

オススメの対処法

内臓負担タイプの肩こりは、「規則正しい生活」を心がけることが大切です。特に、食事、睡眠、適度な運動は、生活リズムを整えるのに最適です。また、暴飲暴食、お酒の飲み過ぎなどが多い人は、見直しが必要かもしれません。お酒と肩こりが関係あるの？　と思われる人がいるかもしれませんが、お酒の飲み過ぎは、肝臓や腎臓に負担をかけているのです。内臓が疲労してしまうと姿勢への影響によって、それが肩こりにつながってしまうのです。

お腹と背中のマッサージもオススメです。お腹まわりには、胃や肝臓、腸などがあります。それらをやさしくもんでほぐします。手のひらで「の」の字を描くようにさすると良いでしょう。

さらに、背中には腎臓があります。ちょうど背中と腰の間くらいにあるので、手をグーにして曲げて出っ張った骨を利用して、背中をほぐしていきましょう。やさしく小さな円を描くようにほぐしていきましょう。1箇所5秒程度で、少しずつ位置をずらしながら行うと良いです。

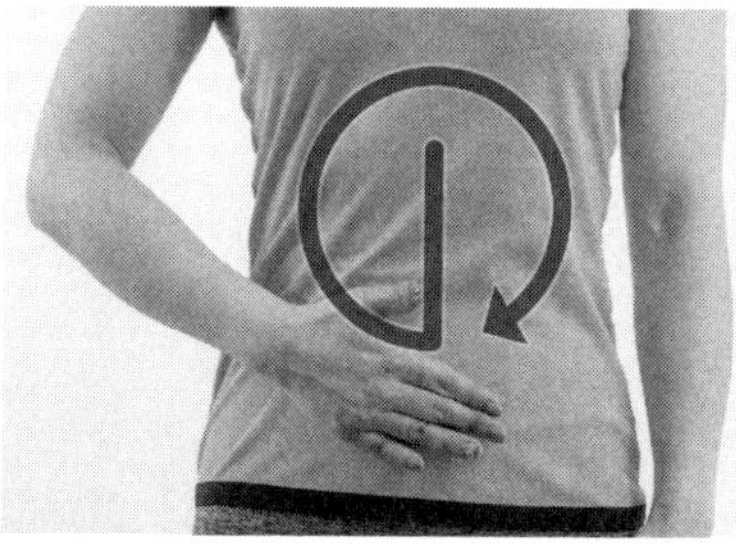

お腹を「の」の字にさする

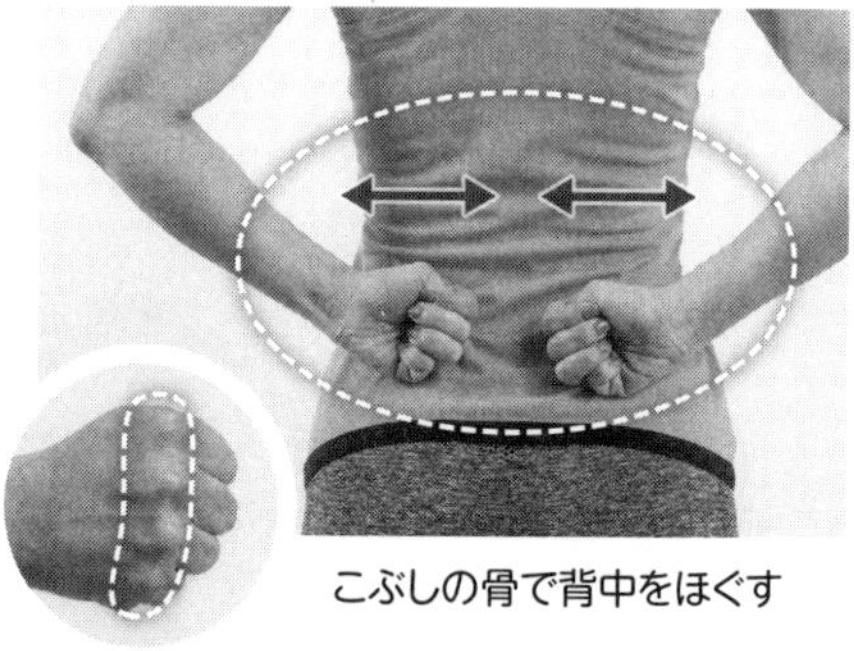

こぶしの骨で背中をほぐす

■「女性ホルモンによる影響」タイプ

どんな状態？

生理不順（月経不順）や更年期障害によってホルモンバランスが乱れて起こるのが「女性ホルモンの影響」タイプです。月経前症候群（ＰＭＳ：premenstrual syndrome）もこの女性ホルモンが影響していると言われています。女性ホルモンの一種であるエストロゲンの減少によって自律神経が乱れ、首から肩まわりに凝りが生じます。ひどい場合は、頭痛や吐き気にまで発展する人もいます。

また、産前産後にも肩こりが起こりやすいです。産前産後は、血行不良が起こりやすいためと言われています。また、お腹が大きくなることにより、姿勢の変化や骨盤への負担などによっても、肩こりが引き起こされやすいです。

オススメの対処法

女性ホルモンによる影響タイプの肩こりは、原因の元である女性ホルモンの乱れを解消することが先決です。まずは専門医（レディースクリニックなど）に相談してみましょう。

ホルモンバランスを整えるため、骨盤から股関節まわりの体操もオススメです。骨盤や股関節の筋肉をほぐすことで、血行改善も望めます。立位で腰に手を置き、左右に10回ずつ回します。骨盤を意識しながら、大きく回したり、小さく回したり、いろいろな大きさの円を描くように回してみましょう。

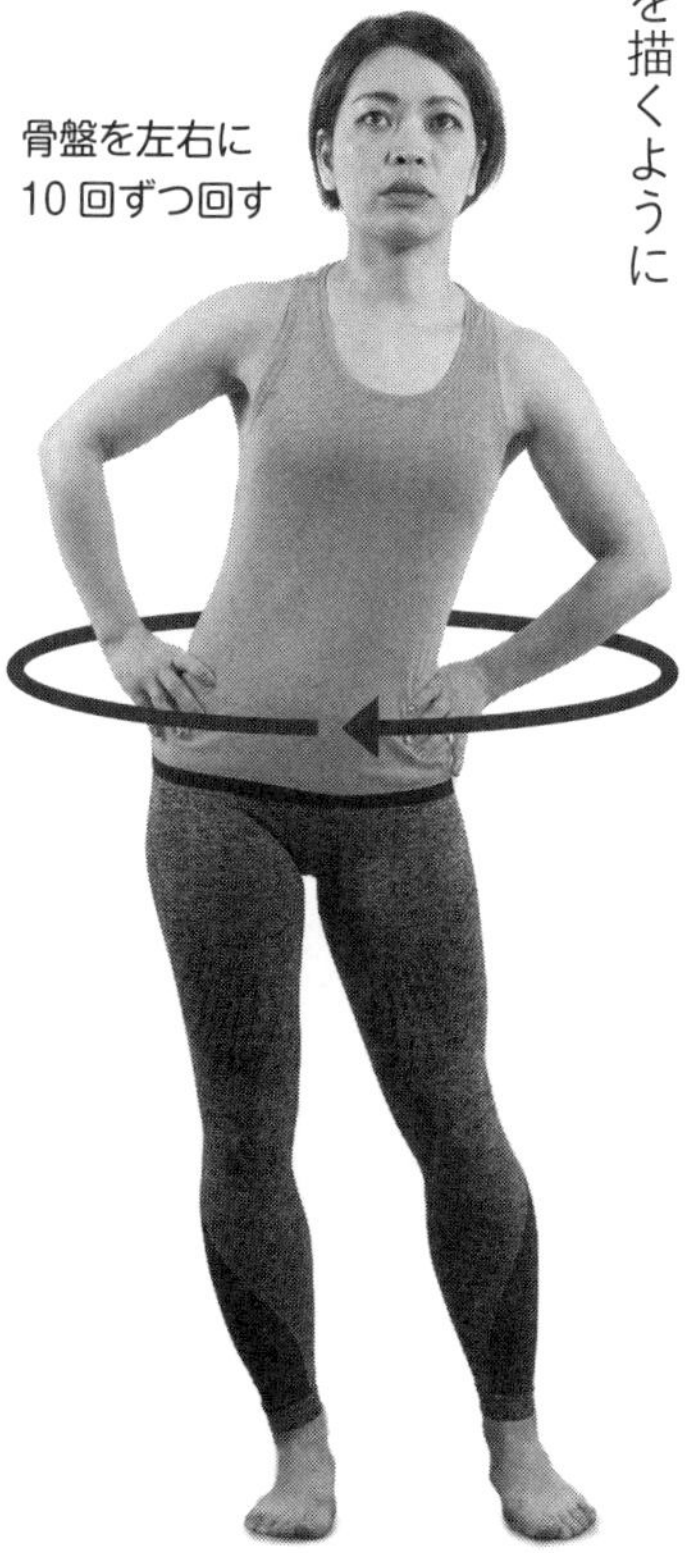

骨盤を左右に
10回ずつ回す

股関節のストレッチは、仰向けで寝た状態で両足の裏同士をつけた状態で開脚します。さらに、足を立てた状態で膝を左右に倒します。

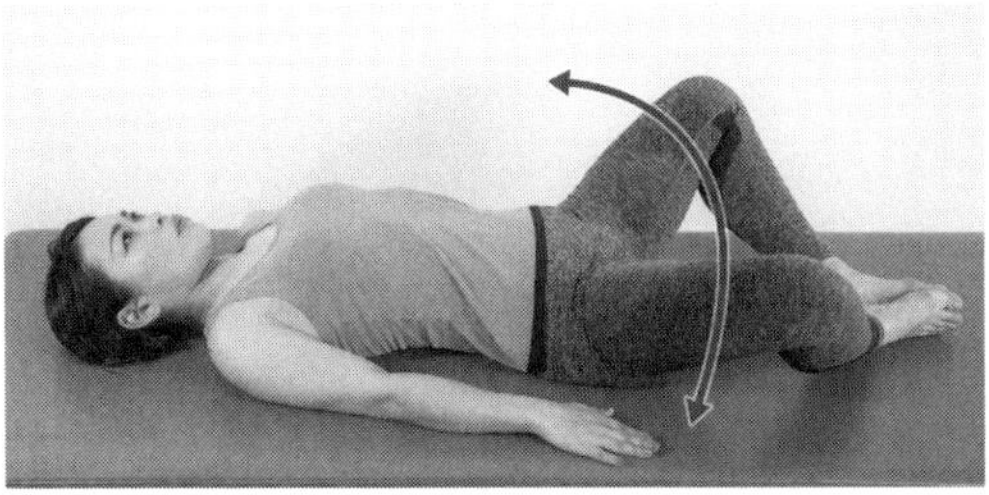

両足の裏同士をつけた状態で開脚

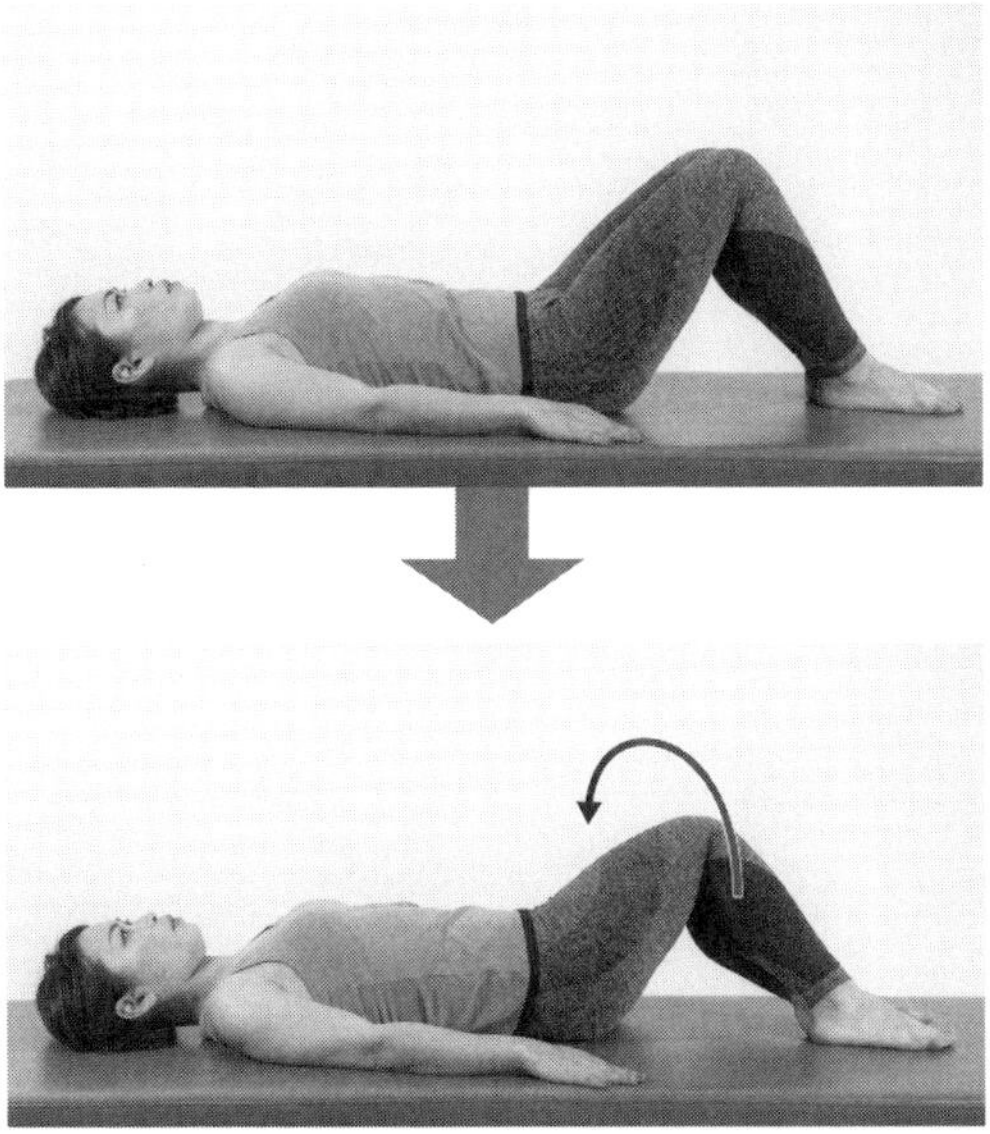

足を立てた状態で膝を左右に倒す

肩こり7タイプまとめ

第3章では、肩こりを7つのタイプに分けて、原因とその対処法について紹介してきました。表を参考にしつつ、まずは「肩こり診断」で自分に合った肩こり解消法を発見して、実践してみてください。

肩こりタイプ	原因	対処法
筋肉疲労	●筋肉の使いすぎ ●不良姿勢	●マッサージボールを使ったほぐし ●体幹と足のストレッチ
運動不足	●運動機会の減少 ●運動不足	●ウォーキング ●軽運動 ●生活の動きをちょっと工夫

体液循環低下	●血液やリンパ液の流れが悪い ●冷え性 ●むくみ	●ウォーキング ●軽運動 ●腕のリンパマッサージ
眼疲労	●目の疲れ ●液晶画面の見過ぎ	●ホットアイマスク ●目まわりのマッサージ
ストレスによる負荷	●仕事によるストレス ●家庭のストレス ●友人関係のストレス	●原因の解消 ●ストレス発散法の開拓 ●顎のマッサージ
内臓負担	●食生活の乱れ ●暴飲暴食 ●アルコール過多	●食生活の見直し ●規則正しい生活 ●お腹と背中のマッサージ
女性ホルモンによる影響	●生理不順 ●月経前症候群 ●更年期障害	●専門医に相談 ●骨盤と股関節のストレッチ

第4章

すきま時間の肩こり解消法

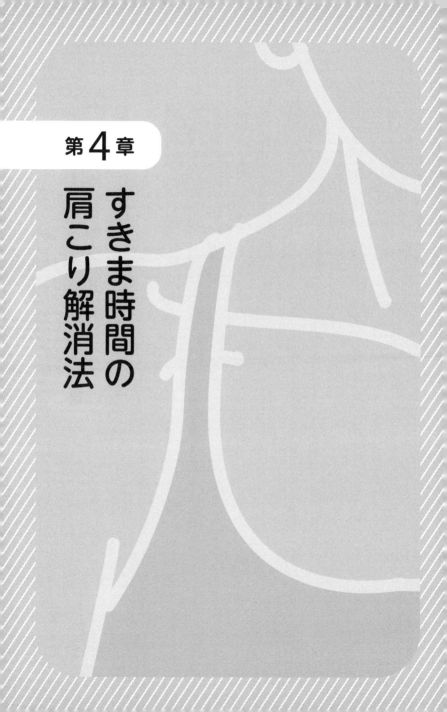

すきま時間を有効活用しましょう！

これまでの章で、どんな肩こりの人にも実践してもらいたい肩こり解消メソッド鎖骨ほぐしについて紹介したり、自分の肩こりタイプに合わせた対処法について紹介してきました。そういった自分に合った解消法を実践したいけれど、時間がない、自分のタイプがはっきりしない、もっと簡単にできるものはないの？という人もいらっしゃるかと思います。

そこで本章では、仕事や家事などのすきま時間に行うことができるストレッチや体操を紹介します。休憩時間や昼休みに簡単に実践できます。すきま時間に試していただき、ぜひ自分に合った肩こり解消法を発見してください！

回数・時間よりも毎日続けることが大切！

色々な書籍やテレビで紹介されるストレッチや体操をみると、「1セット10回を5セットやりましょう！」とか「ストレッチは60秒かけてじっくり筋肉を伸ばしていきましょう！」などと説明されると思います。確かに筋肉をつけたり、筋肉を伸ばすためには、それくらいの時間をかけてやった方がいいのも事実です。しかし、その回数や時間を気にするあまり気軽な気持ちで行えず、三日坊主になってしまっていませんか？　筋トレやダイエットが続かないのも同じような理由なのかもしれません。

ここでご紹介したいストレッチや体操は、回数を気にする必要はありません。1日にたくさんやると効果が出るものでもありません。1日数秒でもいいので、「毎日続ける」ことに意味があるのです。例えば、1日1分のストレッチを1週間続ければ7分間ストレッチしたことになります。7分間では短く感じるかもしれませんが、それが1ヶ月、1年続けたと仮定すると……。結構な時間ストレッチしたことになりませんか？　やる時間や回数にとらわれず、すきま時間に「ちょっとだけストレッチしよう！」とか「テレビを観ながら、体操しようかな」と軽い気持ちではじめてみてください。

効果が実感できれば、さらに続けるモチベーションにもなります。効果があるとわかれば、「1日気持ちよく過ごすために、朝ストレッチしよう！」とか「今日は天気が悪くて、調子が悪くなりそうだから体操しておこう！」とか体調不良や疲労をためない習慣が身についてきます。毎日歯磨きするように、化粧をするように、ストレッチや体操も習慣化できれば最高です。肩こりのない生活を取り戻すために、「継続は力なり！」

■耳のつけ根ほぐし

頭痛や首こりを感じたら行ってほしいのが、「耳のつけ根ほぐし」。耳のつけ根をほぐすことで「頭と顎の緊張を和らげる」ことができます。

まずは耳を親指と人差し指で軽くつまみ、上や横、下の方向に5秒ずつ引っ張ります。つまむ際は、なるべく耳穴の近くをつまむようにしましょう。次に、同じように耳をつまみながら、耳を後ろ回しします。なるべく大きく5回ゆっくりと回しましょう。

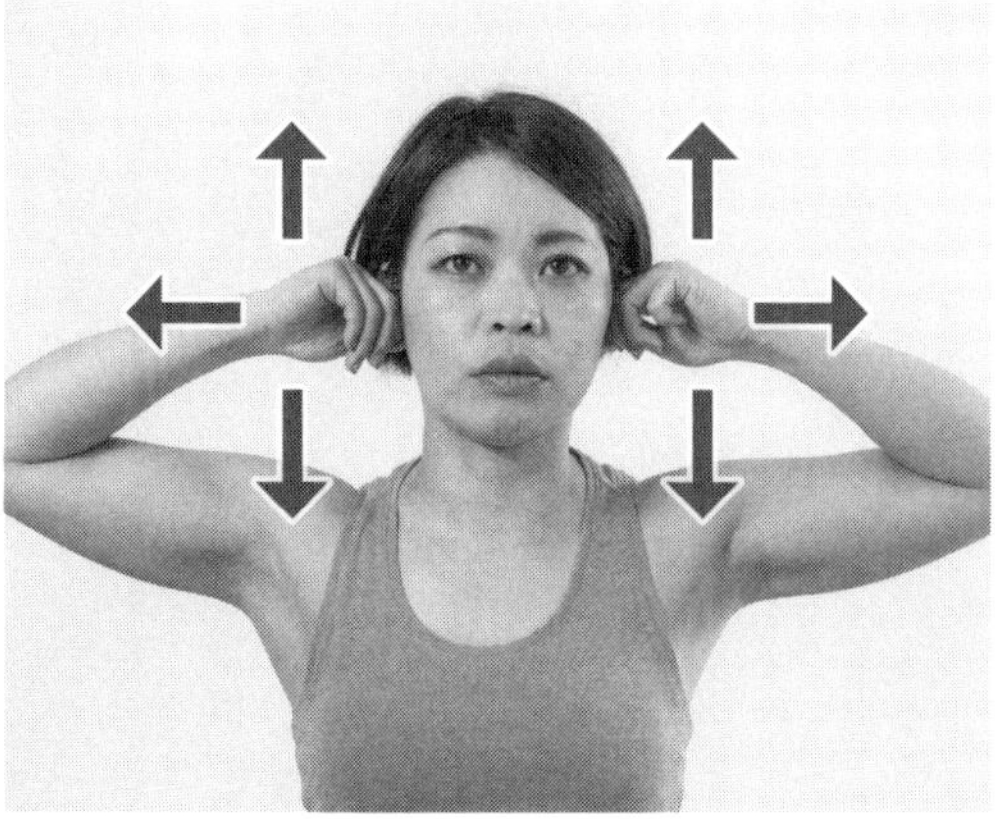

耳を軽くつまんで、上・横・下に
５秒ずつ引っ張る

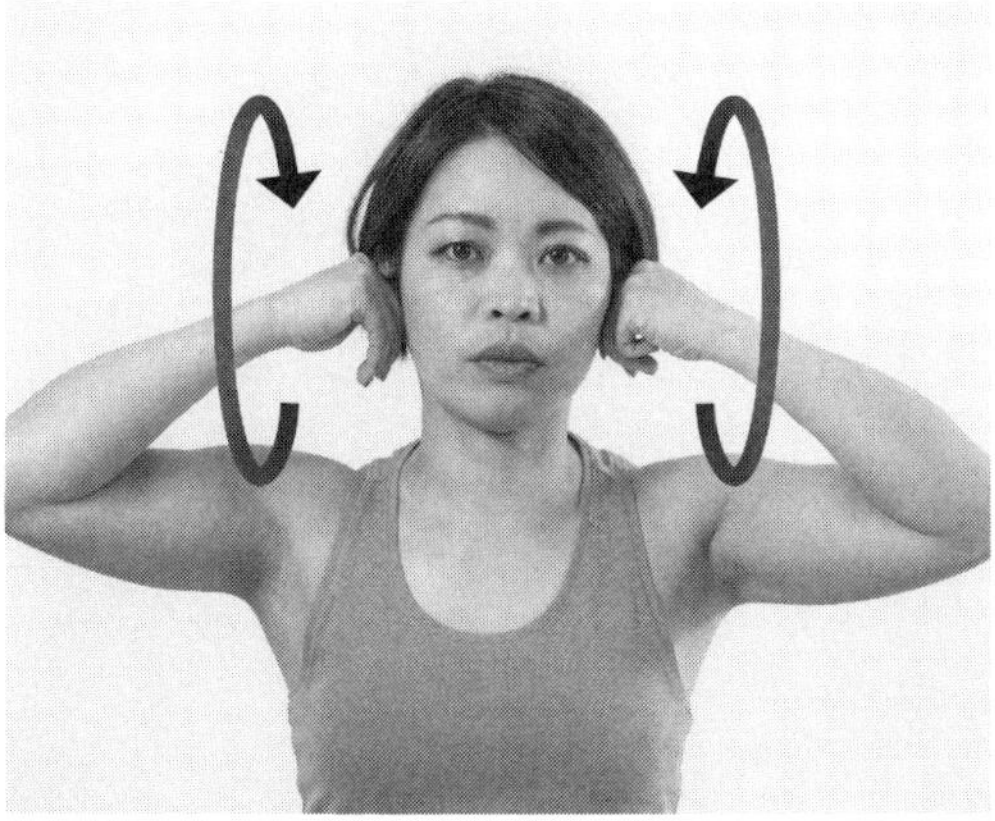

耳を軽く横に引っ張りながら、
後方に５回ゆっくりと回す

■首前のストレッチ

ストレートネックや長時間同じ姿勢での作業が多い人にオススメなのが「首前のストレッチ」。首の前面にある胸鎖乳突筋を伸ばしてほぐすことで、「頭の位置を整える」ことができます。

頭が前に出た姿勢（頭部前方位姿勢）になると、首がストレートネックになりやすいです。ストレートネックになると、首の後面が凝った感じがすると思います。それは、重たい頭を支えるために首の後面の筋肉が伸ばされながら緊張して固くなった状態なのですが、実は首の前面にも悪影響が及んでいることが多いです。首の前面は、伸ばされるのではなく縮こまり過ぎていることも多いのです。

こんな場合は、いくら首の後面の筋肉をほぐしても、凝りは解消されません。固く

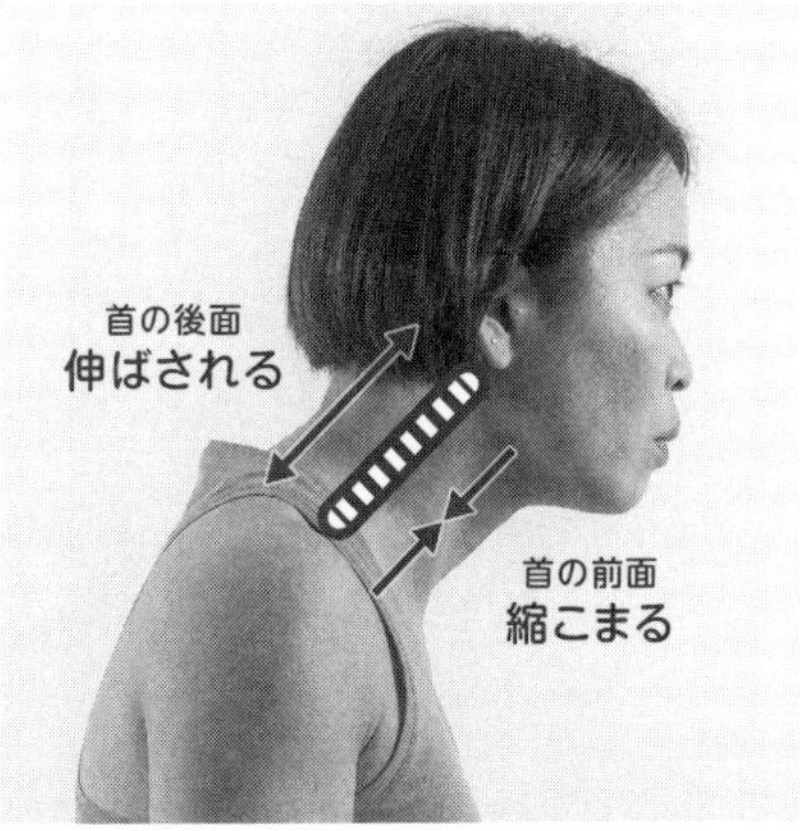

頭部前方位姿勢・ストレートネック

縮こまった首の前面の筋肉をストレッチして伸ばし、頭の位置を良い位置（胴体の真上に頭が乗った状態）に戻すことが必要です。そんな時に、首前のストレッチは効果的です。

まず、胸に両手を当てます。その手で軽く皮膚が動かないようにやや下方に止めながら、顎を天井に突き出すように持ち上げます。ここでの注意点としては、「上を向くことを意識し過ぎない」ことです。

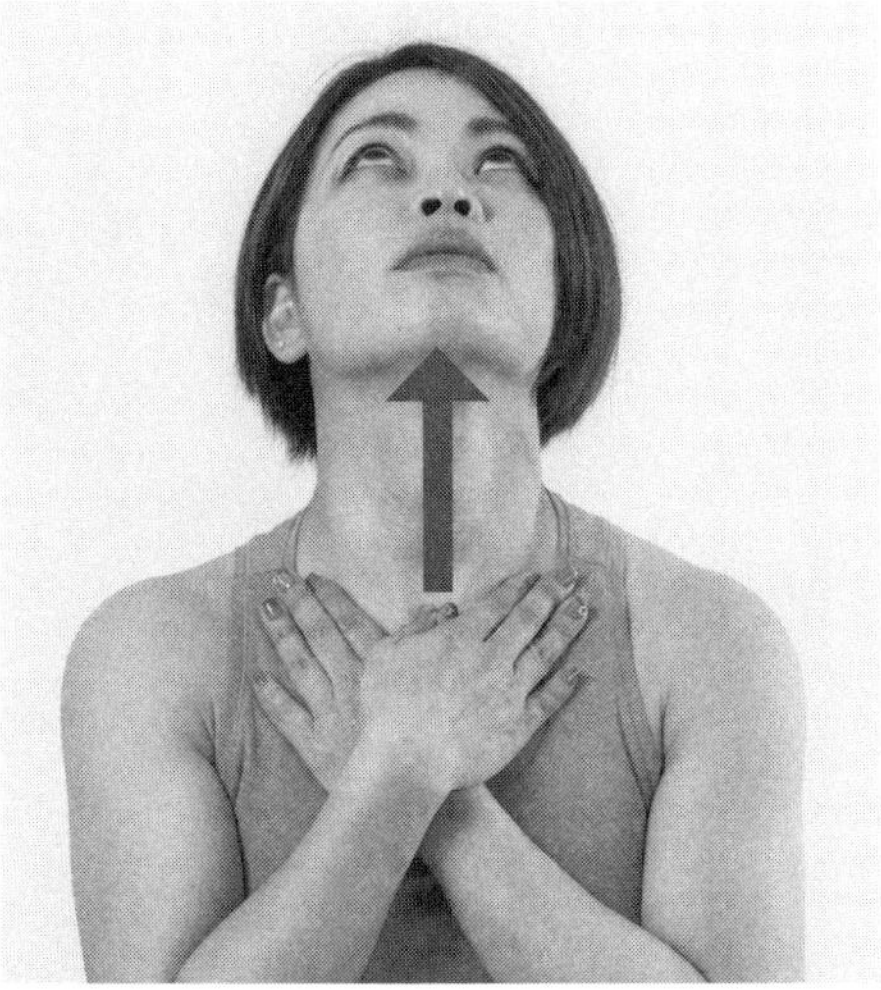

胸を下方に押さえながら、顎を天井に突き出す

あくまでも顎を天井に突き出して首の前面の筋肉をストレッチしたいのです。上を向くことを意識し過ぎてしまうと、ストレートネックでそもそも首の後面に負担がかかっている中で、さらに負担をかけて痛めてしまうこともあります。ストレッチしてみて、首の後面が痛い人はやり方が間違っているかもしれません。

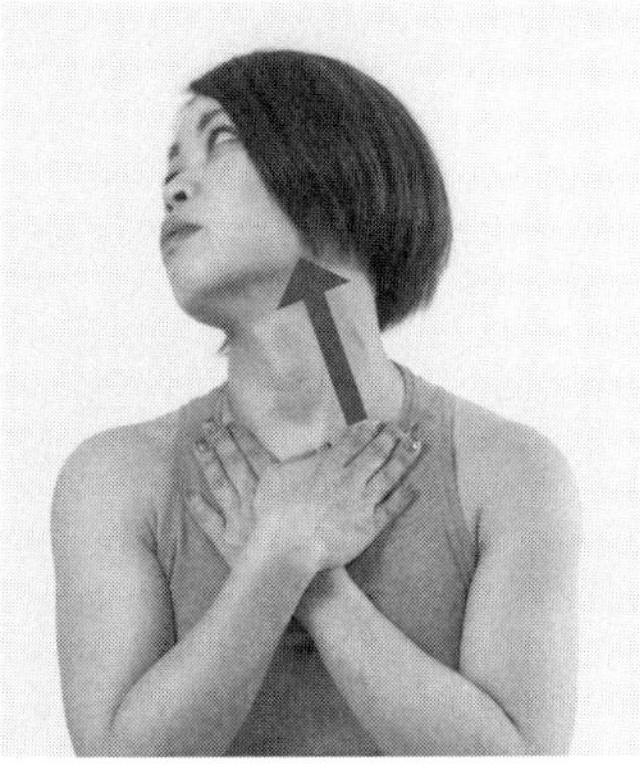

左首前のストレッチ

胸を下方に押さえながら右を向き、
顎を天井に突き出す

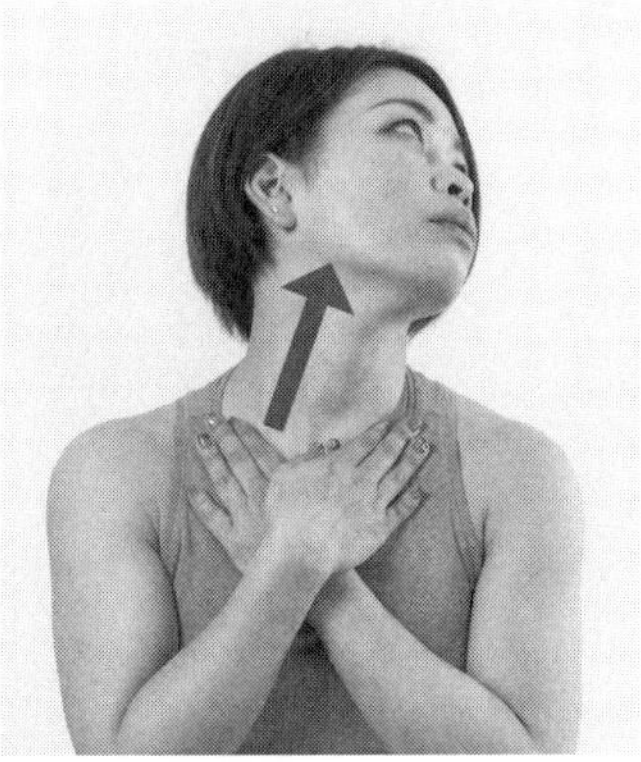

右首前のストレッチ

胸を下方に押さえながら左を向き、
顎を天井に突き出す

さらに、同じように胸に両手を当てた状態で、顎を天井に突き出しながら右側を向いてみてください。右を向くと、左の首前が伸ばされているのを感じるはずです。逆に左を向くと、右の首前が伸ばされます。

このように、首の前面全体を伸ばしていきましょう。そうすることで、自然と胴体の真上に頭が乗った状態となり、首の筋肉が凝りにくくなります。特に、パソコン作業では、頭が前方に出やすいので、仕事の合間（1〜2時間に1回）にこのストレッチをやって、頭の位置を整えるのがオススメです。

■首横のストレッチ

僧帽筋上部線維の伸張（長時間の作業や重い物を持った時の筋肉疲労時に有効）

長時間の同じ姿勢での作業や重い荷物を持って起こる肩こりがある場合は、「首横のストレッチ」がオススメです。首の横には肩こり筋として有名な僧帽筋上部線維があります。その筋をストレッチすることで、一時的な筋肉疲労を和らげることができます。

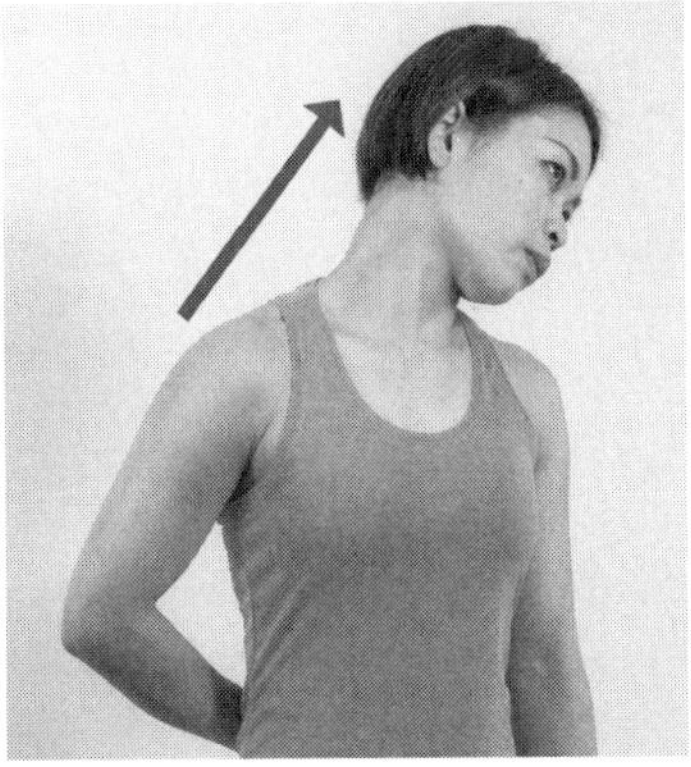

右首横のストレッチ
右腕を背中に回し、頭を左に傾ける

やり方は、凝っている側の腕を背中に回し、頭を反対側に傾けます。例えば、右の肩が凝っている場合は、右腕を背中に回しながら、頭を左側に倒します。左側が凝っている場合は、その逆をやってみましょう。

僧帽筋上部線維が凝るのは、不安を抱え

ていたり、緊張したりすることで肩に力が入ることでも起こります。緊張の原因を解消することも大切ですが、こまめに首横のストレッチをすることで、緊張してもすぐにほぐれてツラくならない肩をキープしましょう。

■胸のストレッチ

猫背の人や呼吸が浅くて肋骨が広がりにくい人にオススメなのが「胸のストレッチ」です。胸にある筋肉（大胸筋と小胸筋）を伸ばすことで、しっかりと胸が張れるようになります。しっかりと胸が張れないと、呼吸もしにくくなり余計に背中が丸まった姿勢になりやすいのです。

やり方は、立った姿勢で両手を肩の高さまで持ち上げます。手のひらは正面を向けて腕を後ろに引きます。その際、胸をしっかりと開きましょう。余裕がある人は、呼吸も取り入れながら行うと良いです。胸を開いた時に息を吸い、腕を元の位置に戻した時に息を吐きます。肋骨の動きも感じながら行ってみましょう。

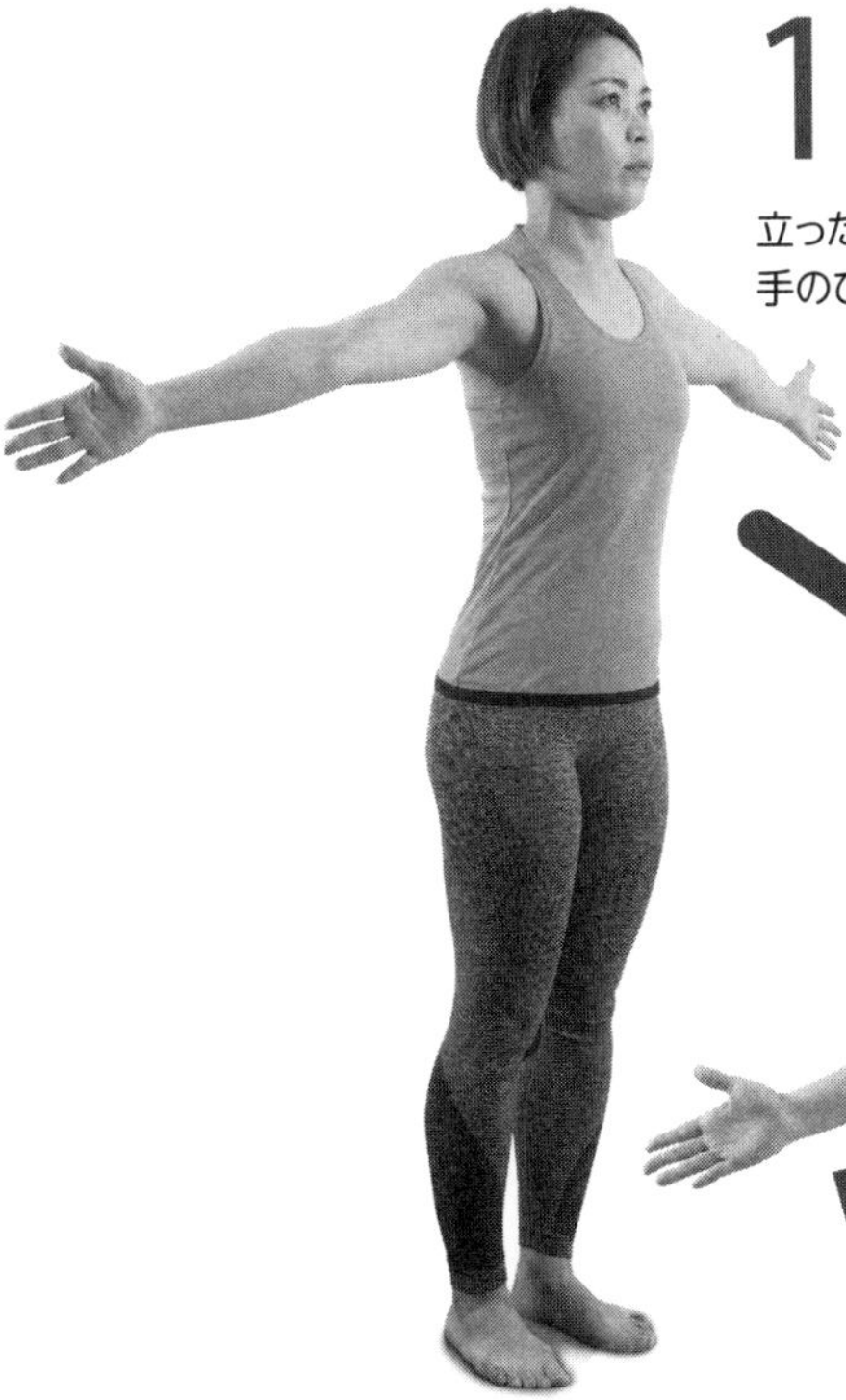

1

立った姿勢で両手を開き、
手のひらを正面に向けます

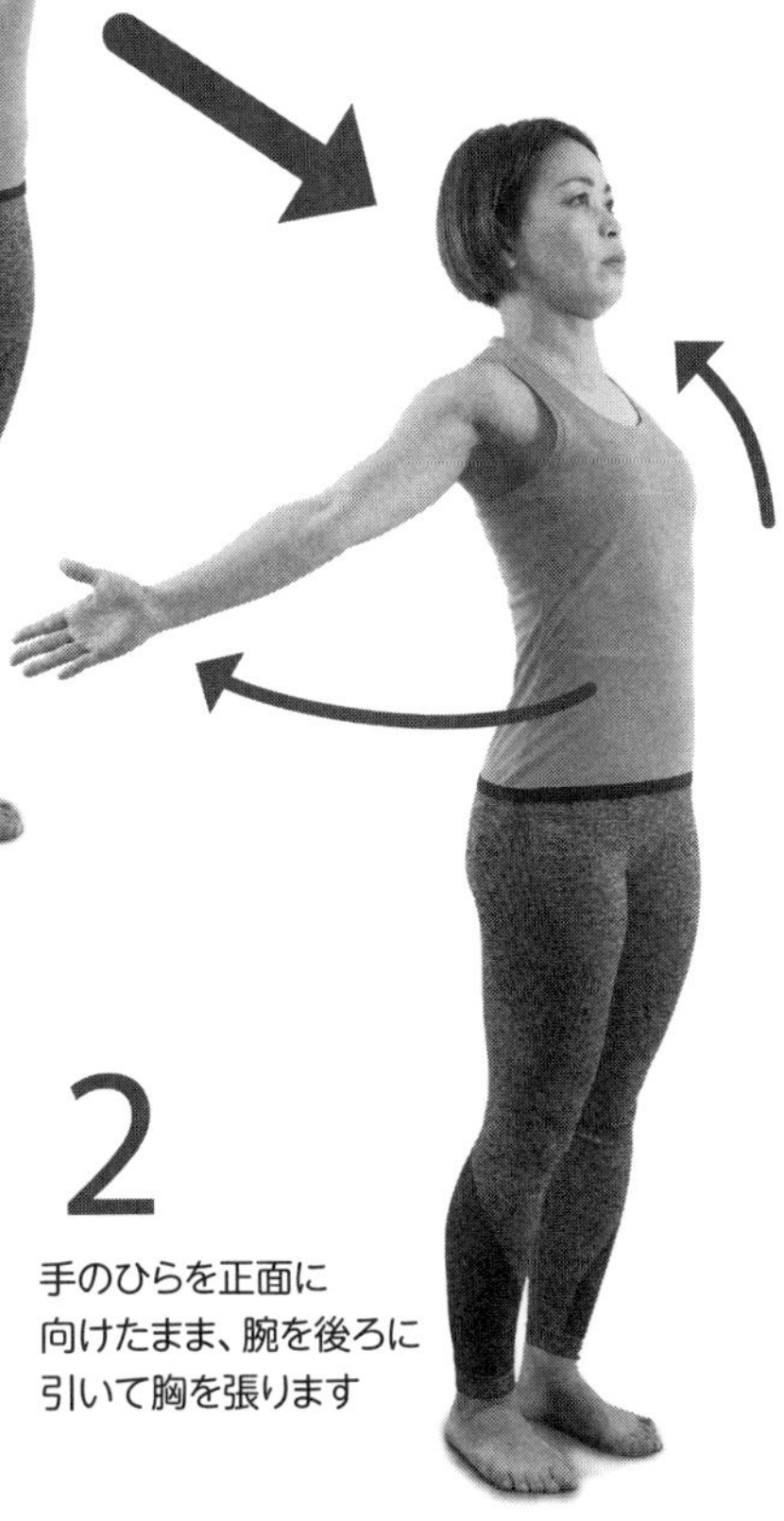

2

手のひらを正面に
向けたまま、腕を後ろに
引いて胸を張ります

■肩回し

鎖骨や肩甲骨が動きにくい人にオススメなのが「肩回し」です。第1章の「鎖骨の動きチェック」で引っかかった人にもオススメしたい体操です。

やり方は、まず鎖骨を意識して肩回しを行います。肘を大きく前後方向に動かすように回します。前回しと後ろ回し両方行いましょう。肘が前に移動した時に鎖骨も前に動きます。逆に、肘が後に移動した時に鎖骨も後ろに動きます。鎖骨が動いているのを感じながら、ゆっくり大きく動かしていきましょう。

次に、肩甲骨を意識して肩回しをします。腕を肩の高さまで横に開き、肘を大きく円を描くようにして回します。前回しと後ろ回し両方行いましょう。肘が前に移動した時に肩甲骨も前に動きます（背骨から肩甲骨が離れる）。逆に、肘が後に移動した時に肩甲骨も後ろに動きます（背骨に肩甲骨が近づく）。肩甲骨が肋骨の上を動いているのを感じながら、ゆっくり大きく動かしていきましょう。

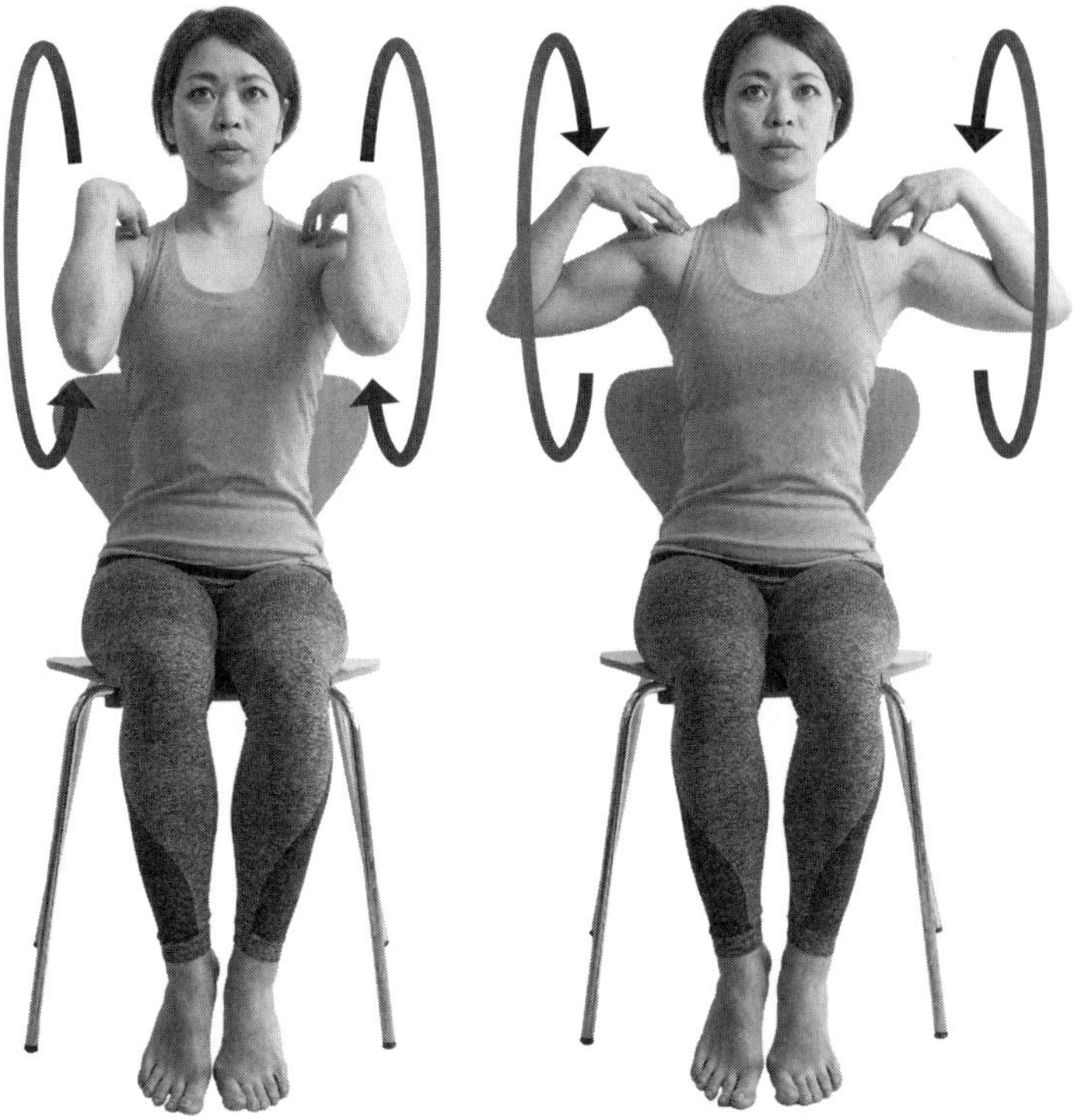

鎖骨を意識した肩回し
肘を前後方向に回す

肩甲骨を意識した肩回し
肘を横に向けて、大きく肩を回す

■手のツボ押し

目の疲労や肩こり、首こり、首の寝違えなどがある場合は、「合谷《ごうこく》」という場所のツボ押しもオススメです。合谷は、手の甲の親指と人差し指の間にあります。やや人差し指側にあるので、押す際は、人差し指の骨を触れるようにして押すとツボ押ししやすいです。一箇所5秒程度押したら、少し位置をずらして、痛気持ちいい場所をみつけながらほぐしていきましょう。

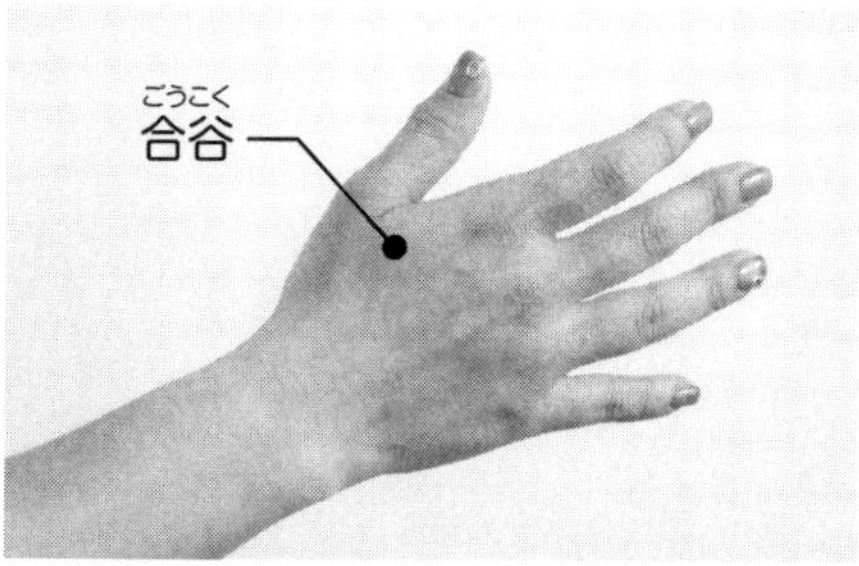
合谷《ごうこく》

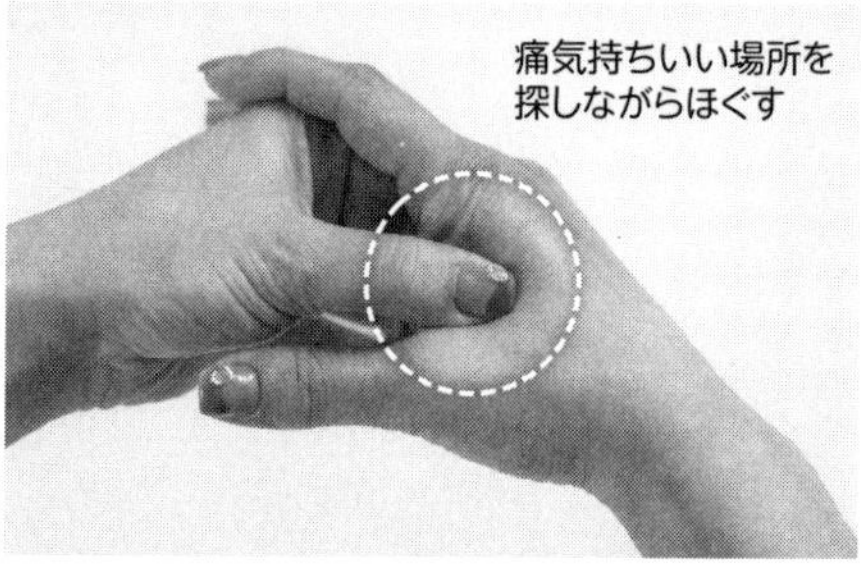
痛気持ちいい場所を
探しながらほぐす

親指と人差し指の間の、人差し指側をもむ

■脇下ほぐし

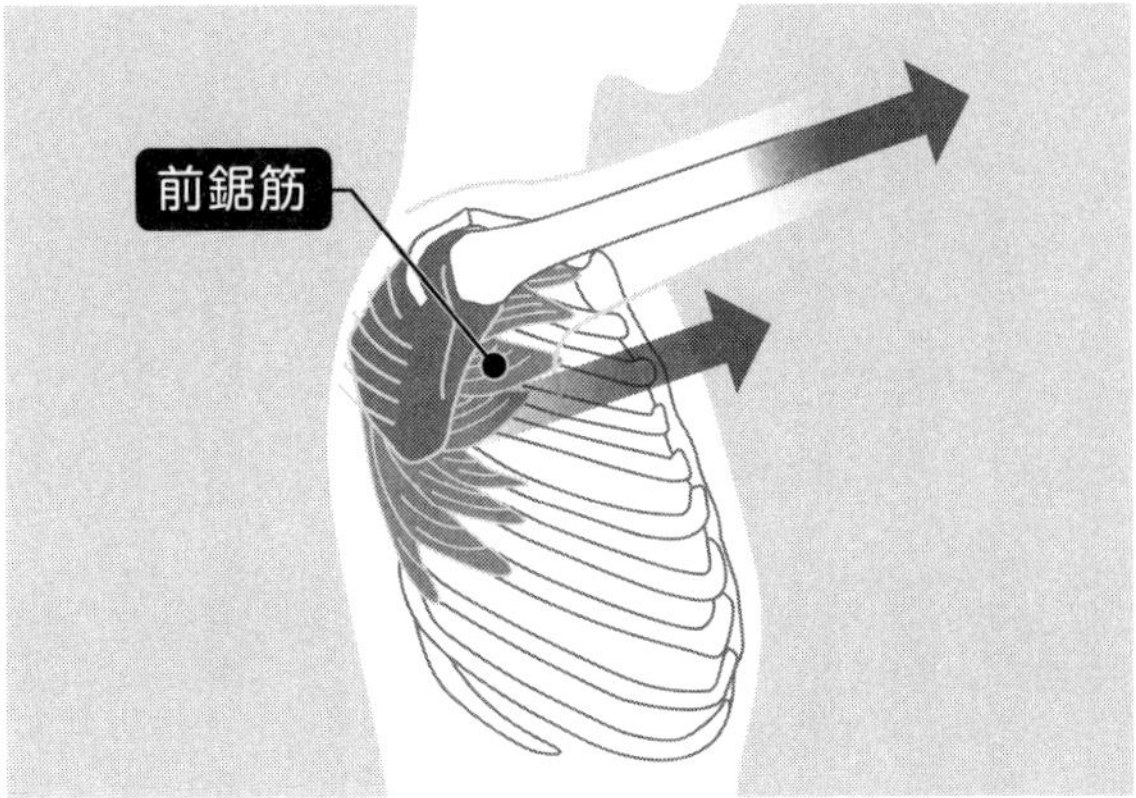

肩こりの人は、凝っているのは僧帽筋などの肩の上面にある筋肉なのですが、その原因が下面（脇の下あたり）の固さのせいであることも多いです。脇の下あたりが固くなると、腕が上げにくくなります。

そんな肩が凝ったり、腕が上げにくい人は、「脇下ほぐし」がオススメです。脇の下には前鋸筋《ぜんきょきん》という肩甲骨と肋骨にくっついている筋肉があります。この筋が固くなると、腕が伸ばせなくなるので、この筋肉をもんでほぐしていきます。

やり方は、ほぐしたい側の腕を持ち上げて、拳で脇の下あたりをもみほぐしていきます。次に、つまんでほぐしていきます。一箇所5秒程度もんだり、つまんだりしたら、少し位置をずらして、痛気持ちいい場所をみつけながらほぐしていきましょう。

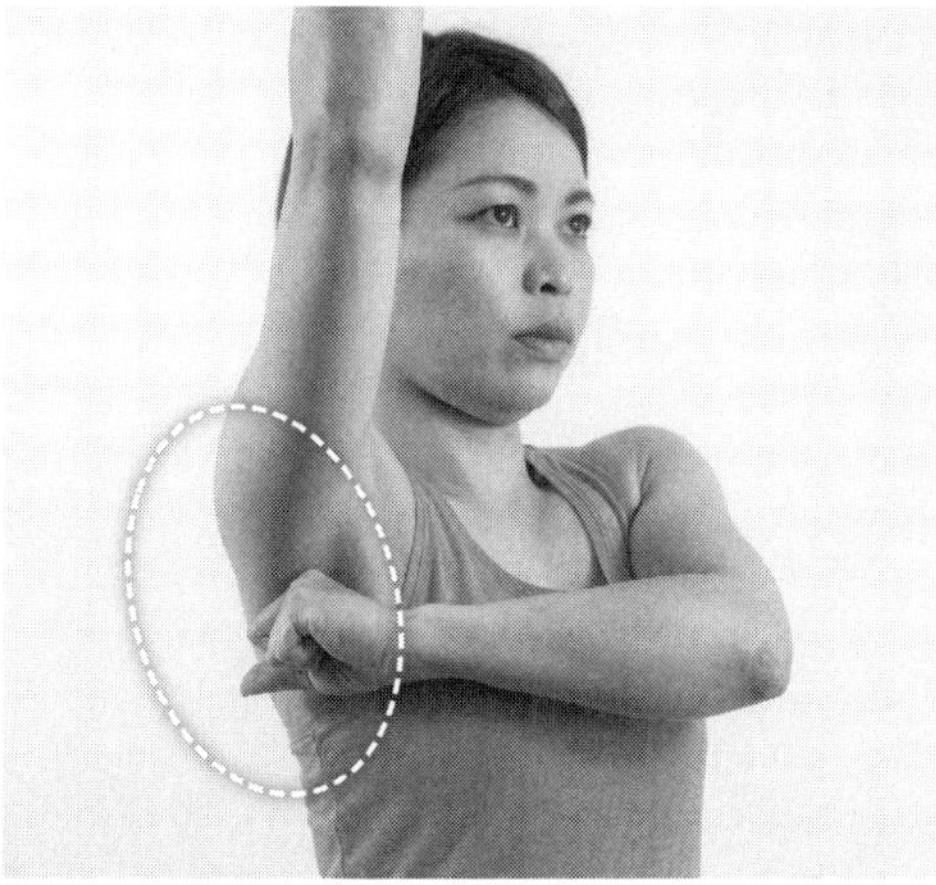

拳でもみほぐす

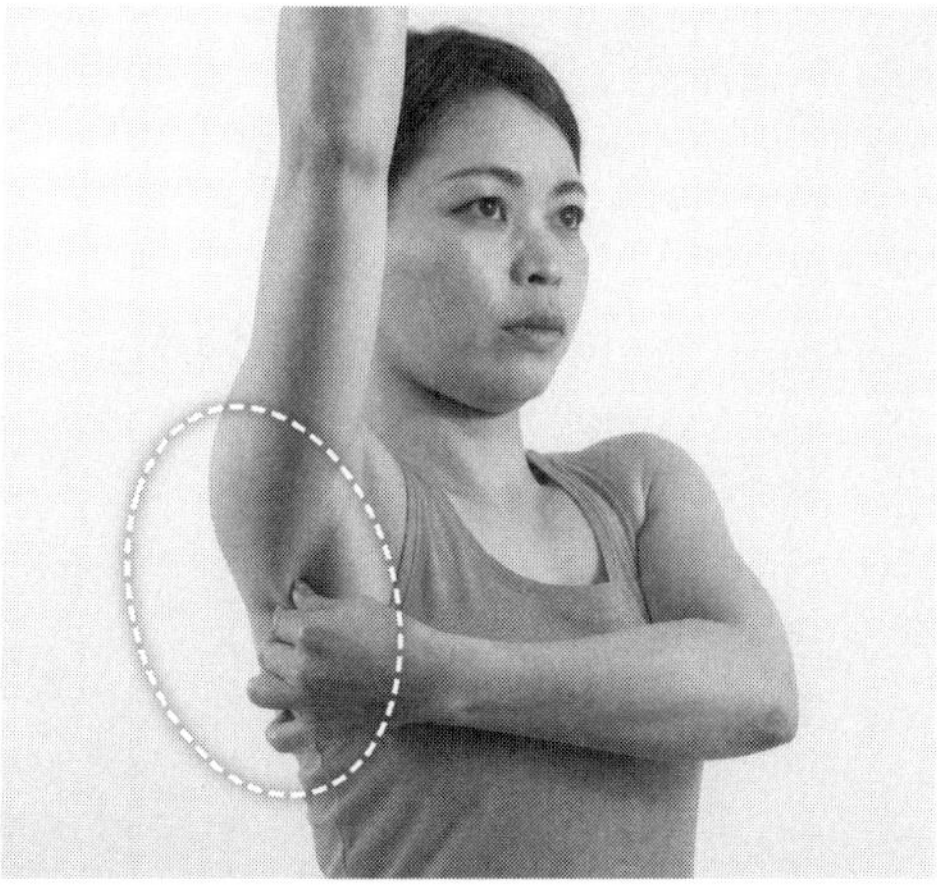

指でつまんでほぐす

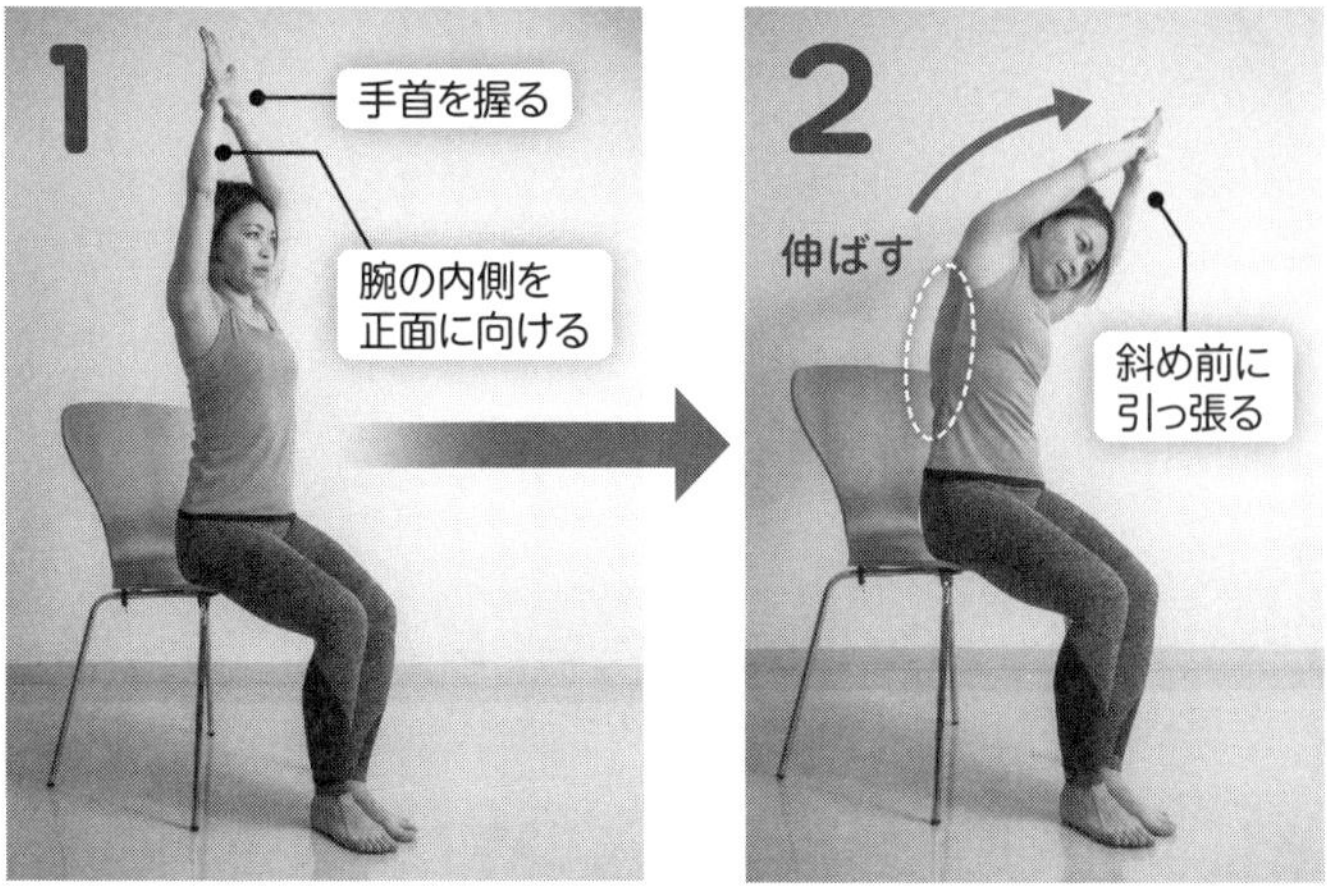
1
手首を握る
腕の内側を
正面に向ける
2
伸ばす
斜め前に
引っ張る

腕を上に持ち上げて、からだを反対側へ倒す

背中のストレッチ

猫背の人や長時間のデスクワークが多い人にオススメなのが「背中のストレッチ」です。背中にある広背筋《こうはいきん》という筋肉を伸ばすことで、しっかりと背すじが伸ばせるようになります。

やり方は、伸ばしたい側の腕を持ち上げて、反対側の手で手首を握ります。そして、体を反対側に倒します。腕から脇の下、背中の筋肉が伸びているかを確認しながら行ってみてください。例えば、右側の背中を伸ばしたい場合は、右腕を持ち上げ、体を左側に倒します。

真横に体を倒すだけでなく、少し背すじを反らせるようにして横に倒してみたり、少しお辞儀をした姿勢で横に倒してみることで、同じ筋肉でも伸ばされている部分が変わります。痛気持ちいい傾け具合を探しながら色々な姿勢でやってみてください。

■背すじの体操

長時間のデスクワークが多い人や猫背の人、呼吸が浅くて肋骨が広がりにくい人にオススメなのが「背すじの体操」です。背中にある胸椎《きょうつい》という背骨を伸ばりたり、曲げたりすることで、背すじがまっすぐに伸ばせるようになってきます。さらに、しっかりと胸が張れないと、呼吸もしにくくなり余計に背中が丸まった姿勢になりやすいです。

やり方は、まず座った姿勢で、骨盤を立てるように背すじを伸ばします。そのあとに骨盤を後ろに倒すように背中を丸めます。これを交互に行って、背骨から骨盤まわり全体をほぐしていきます。

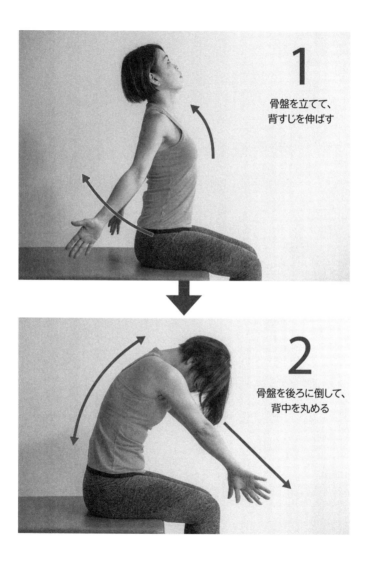

1
骨盤を立てて、
背すじを伸ばす

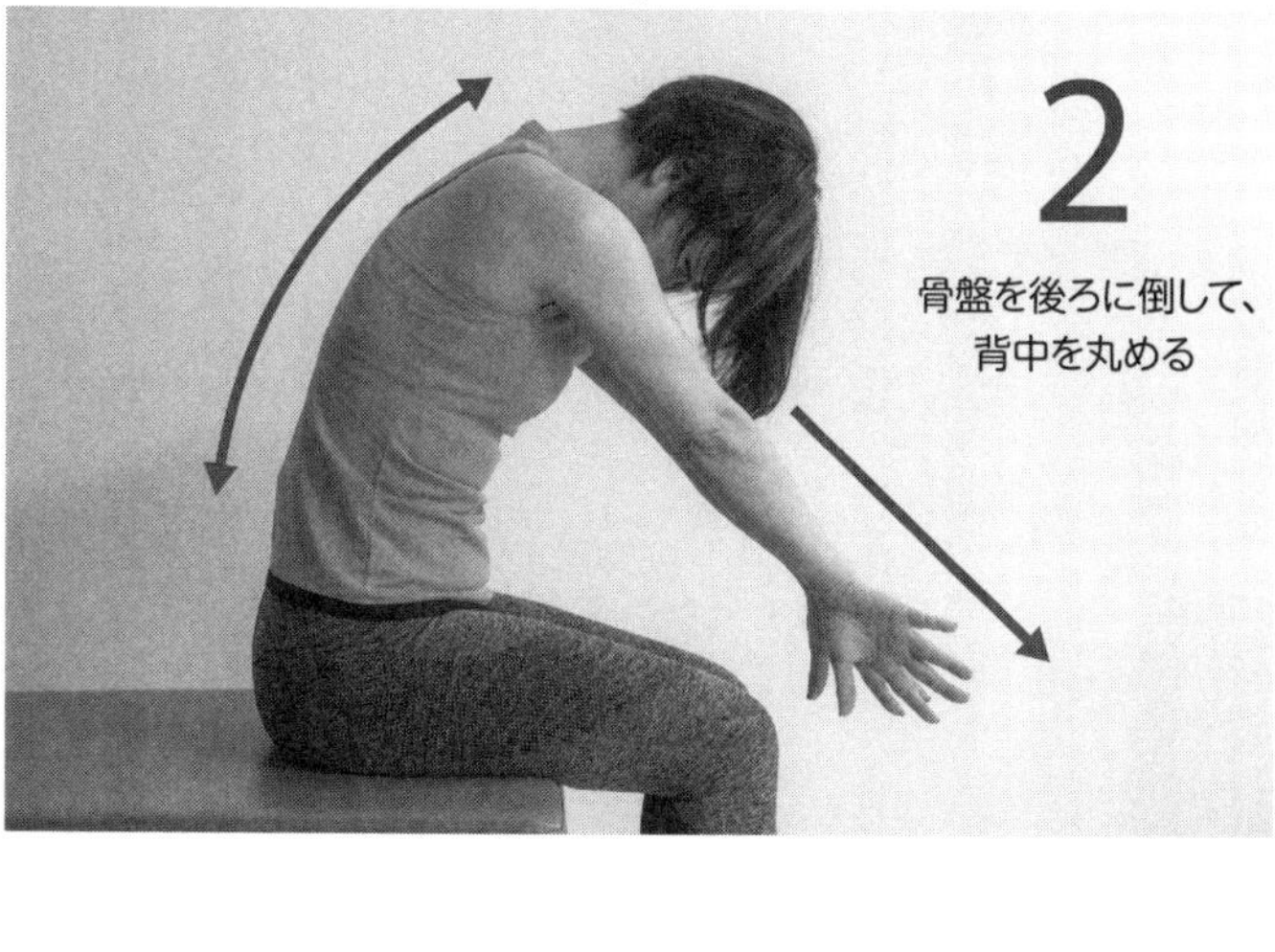
2
骨盤を後ろに倒して、
背中を丸める

■お尻のストレッチ

座る時に骨盤が後ろに倒れ込んだ姿勢の人にオススメなのが「お尻のストレッチ」です。お尻にある筋肉（大殿筋と中殿筋）を伸ばすことで、しっかりと骨盤が前に動くようになり、姿勢が整います。

やり方は、まず座った姿勢で、ストレッチしたいお尻側の足首を反対側の太ももの上に乗せる。そして、背すじを伸ばしたままお辞儀をしてお尻の筋肉をストレッチします。例えば、右側のお尻の筋肉を伸ばしたい場合は、右足首を左側の太ももの上に乗せたまま、背すじを伸ばしながらお辞儀をします。

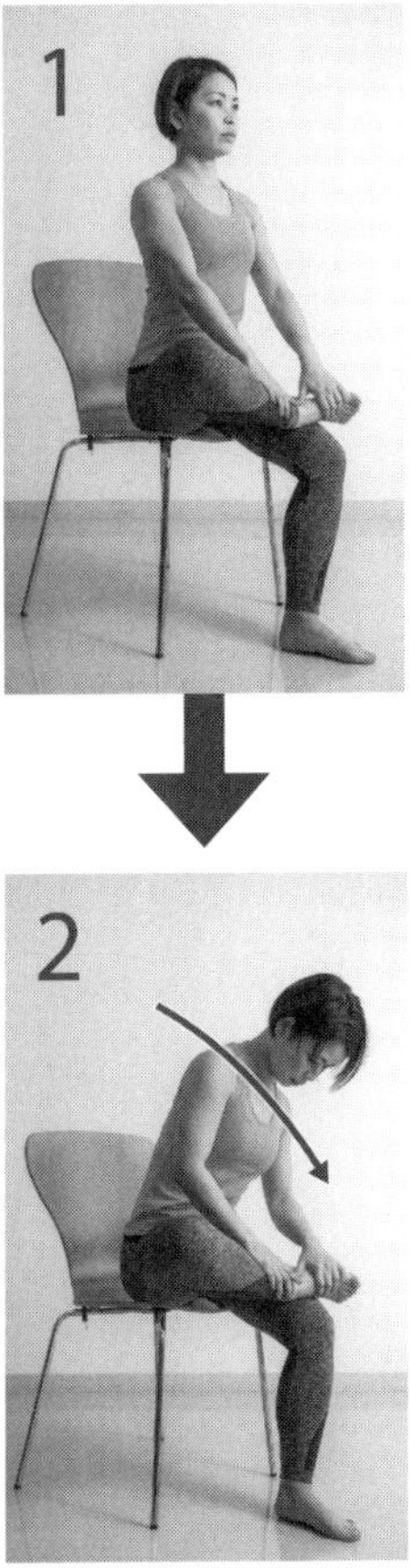

伸ばしたい側の足首を反対側の太ももに乗せて、お辞儀する

第5章

知っておきたい肩のトラブル

それって本当に肩こりですか?

いま悩んでいる肩こりは、本当に肩の凝りなのでしょうか? 肩こりであれば、これまでご紹介してきた鎖骨ほぐしやストレッチ、体操などで軽快してくるはずです。しかし、やってもまったく改善されなかったり、余計に凝りや痛みが強くなる場合は、単なる筋肉の凝りではない可能性があります。

この章では、肩こりに誤認されやすい肩の疾患(トラブル)について紹介したいと思います。ただし、これから紹介する疾患を診断するのは、専門医です。長引く肩こりで凝りだけではなく、痛みも強い人や夜に痛む人(夜間痛)は、まずは病院やクリニックなどの医療機関で、肩の専門医に相談することをオススメします。

■肩関節周囲炎

いわゆる五十肩の正式な疾患名が「肩関節周囲炎」です。肩の痛みによって、肩が動かしにくくなり、腕が上げられなくなるのが特徴です。中年以降、特に50歳代に多いことから、一般的には五十肩と呼ばれることもあります。ちなみに、四十肩という言葉は、五十肩ができた後に作られた造語で、肩の痛みや可動域制限が40歳代に起こる時に使います。

肩関節周囲炎は、関節を構成する骨や軟骨、靭帯、腱などが老化して肩周囲の組織に炎症が起きた状態と言われています。炎症後、関節が癒着することで動きが悪くなります。この動きが悪くなった状態を肩関節拘縮《こうしゅく》と呼び、海外では、凍りついたように動かないことからフローズンショルダー（Frozen Shoulder：凍結肩）と呼びます。

夜間痛がひどかったり、肩が固まって動かないような場合は、肩関節周囲炎の可能性があります。肩関節周囲炎の場合、専門的な治療が必要となりますので、まずは専門医に相談しましょう。

■肩腱板断裂

肩の関節部分に近い深層の筋肉である腱板がなんらかの原因で切れてしまった状態を肩腱板断裂《かたけんばんだんれつ》と呼びます。腱板は、棘上筋《きょくじょうきん》、棘下筋《きょっかきん》、小円筋《しょうえんきん》、肩甲下筋《けんこうかきん》の4つの筋肉から構成されます。棘上筋や棘下筋の断裂が多いと言われています。

40歳以上の男性に多く、発生のピークは60歳代と言われています。使いすぎや負荷のかけ過ぎで起こることが多いため、使用頻度の高い右肩（利き手側）に好発します。

肩腱板断裂では、腱板が断裂することによって運動時痛が起こったり、腕を持ち上げることが困難となります。また、炎症による夜間痛で睡眠不足となり、医療機関を受診することが多いです。

肩腱板断裂の場合、専門的な治療が必要となりますので、腕が持ち上がらなくなったり、夜間痛がある場合には、まずは専門医に相談しましょう。診断は、レントゲンやMRIによって行われます。

■変形性肩関節症

変形性肩関節症《へんけいせいかたかんせつしょう》は、肩関節を構成する肩甲骨と上腕骨の関節面の軟骨がすり減ることで起こります。肩まわりでの骨折や脱臼、加齢に伴う骨や軟骨の老化によって起こると言われています。

肩を動かす際に、すり減った骨同士が、ぶつかり合うため、強い痛みと可動域制限がみられます。変形性肩関節症の場合、専門的な治療が必要となりますので、肩の激しい痛みがある人は、まずは専門医に相談しましょう。

■頸肩腕障害

頸肩腕障害《けいけんわんしょうがい》は、原因はまだはっきりとはしていませんが、首（頸部）から肩、腕、指にかけて痛みやしびれ、だるさ、脱力感、冷感などがみられるのが特徴です。背中にもこれらの不調が現れる場合もあります。

原因がはっきりしている場合には、頸肩腕症候群と呼ぶこともあります。原因としては、首の病気である変形性頸椎症《へんけいせいけいついしょう》や頸椎椎間板ヘルニア、胸郭出口症候群などによって引き起こされます。頸肩腕障害の場合、専門的な治療が必要となりますので、首から指への痛みやしびれ、だるさ、脱力感、冷感などがある場合は、まずは専門医に相談しましょう。

■胸郭出口症候群

胸郭《きょうかく》出口《でぐち》症候群《しょうこうぐん》は、鎖骨の近くを通る神経や血管が圧迫されて起こります。胸郭出口症候群では、神経や血管が圧迫されることで、腕の痛みやしびれ、重だるさ、冷感などが起こります。特に、胸郭出口症候群では重だるさがみられるのが特徴です。圧迫を受けやすい場所は、①首（頸部）の付け根、②鎖骨の下、③腕の付け根の3箇所です。①首の付け根は、首の付け根にある斜角筋という筋肉が、その筋肉の近くを通過する腕神経叢《わんしんけいそう》という神経を圧迫することで起こります。斜角筋が圧迫に関与することから、斜角筋症候群と呼ばれます。②鎖骨の下は、第1肋骨（肋骨の中で一番上にあり、鎖骨と接近している骨）と鎖骨の間を通過する腕神経叢や血管（鎖骨下動脈・鎖骨下静脈）を圧迫することで起こります。肋骨と鎖骨の間で圧迫が起こることから肋鎖症候群と呼ばれます。最後に、③腕の付け根は、小胸筋《しょうきょうきん》という腕の付け根にある筋肉の下を神経や血管が通過する際に圧迫して起こります。小胸筋が圧迫に関与していることから、小胸筋症候群と呼ばれます。

胸郭出口症候群の場合、専門的な治療が必要となりますので、特に腕の重だるさで悩んでいる人は、まずは専門医に相談しましょう。

夜も眠れないほどの痛みは、専門医に相談を！

肩の病気で起こりやすいものの代表例として、夜間痛があります。転んで肩をぶつけたわけでもなく、自然と痛くなった場合には、なかなか医療機関を受診しようとは思わないかもしれません。しかし、多くの人が夜の眠れないほどの痛みが引き起こされると、「なにかがおかしい」と医療機関を受診するのです。しかし、夜間痛がひどくなった状態は、かなり肩に炎症が広がっている状態と予想されます。理想的には、そうなる前に受診したほうがいいでしょう。身に覚えのない肩の痛みや可動域制限が出た場合には、早めに医療機関を受診し、適切な治療と指示を仰ぐことをオススメします。

おわりに

いかがでしたか？　肩こりと言っても、その原因はさまざまです。本書では、７つのタイプに分類して肩こりの原因とその対処法について紹介しましたが、これ以外にもあなただけに起こる肩こりの原因があるのかもしれません。もんでほぐしてもスッキリしなく、その凝りが長引いたり、痛みに発展するようなことがあった場合には、その原因を精密に探る必要がありそうです。肩腱板断裂や変形性肩関節症などの専門的な治療が必要な病気かもしれませんので、自己判断せず、すぐに医療機関を受診してみてください。当たり前かもしれませんが、発見が早いほど回復も早く進みます。また、適切な対応、治療を行うことで不調が早く改善するのです。自分だけでは気付けないことも多々あります。人に指摘されたら、診断名がつくことで前に進めることも多いです。一人で悩まず、まわりの人に相談したり、専門医に相談してみましょう。

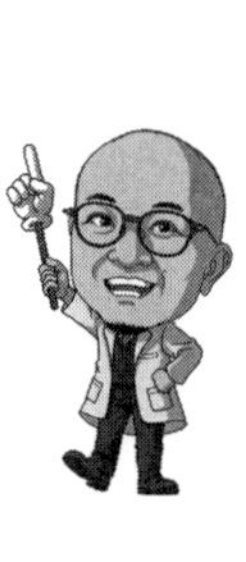

できることであれば、本書で紹介した鎖骨ほぐしと7つの肩こりタイプの対処法によって、あなたの肩こりが軽快することを願っています。本書が、肩こり解消の一助となれば望外の喜びです。

【参考文献】

- 厚生労働省　２０１９年国民生活基礎調査の概況（https://www.mhlw.go.jp/toukei/saikin/hw/k-tyosa/k-tyosa19/dl/04.pdf）　２０２３年１月３日閲覧
- 日本整形外科学会　肩こり（https://www.joa.or.jp/public/sick/condition/stiffed_neck.html）　２０２３年１月10日閲覧
- VoCE　あなたの肩こりの原因は？　７つのタイプと解消法を診断でチェック！（https://i-voce.jp/feed/872467/）　２０２３年１月13日閲覧
- 厚生労働省　令和３年労働安全衛生調査（実態調査）【個人調査】（https://www.mhlw.go.jp/toukei/list/dl/r03-46-50_kekka-gaiyo02.pdf）　２０２３年１月16日閲覧
- 日本整形外科学会　五十肩（https://www.joa.or.jp/public/sick/condition/frozen_shoulder.html）　２０２３年１月10日閲覧
- 日本整形外科学会　肩腱板断裂（https://www.joa.or.jp/public/sick/condition/rotator_cuff_tear.html）　２０２３年１月10日閲覧
- 日本整形外科学会　胸郭出口症候群（https://www.joa.or.jp/public/sick/condition/thoracic_outlet_syndrome.html）　２０２３年１月10日閲覧

【著者略歴】

吉田一也（よしだ　かずや）

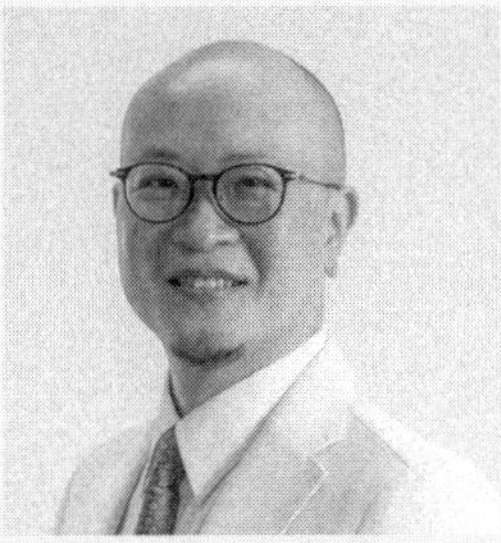

理学療法士・医学博士。人間総合科学大学保健医療学部准教授。肩専門店ＡＰＵＬＡ高田馬場代表。２００３年に理学療法士の免許を取得し、整形外科病院勤務にて主に肩関節疾患の治療に従事。２００９年から後進の育成のため、理学療法士養成校に勤務。２０１７年に医学博士号取得。

現在、大学教育のかたわら肩こりや四十肩・五十肩の施術や、同業者への技術指導も行う。1万人以上の肩こりを改善してきた肩こり博士として『世界一受けたい授業』（日本テレビ）や『日経ヘルス』（日経ＢＰ）、『TOKYO MORNING RADIO』（J-WAVE）などのメディアにも多数出演。著書に『肩こり、首痛、頭痛は鎖骨を5秒ほぐすだけでなくなる!』（主婦の友社）、『痛い「変形性肩関節症」は自分で防ぐ!　改善する!』（ＰＨＰ研究所）など。

肩専門店ＡＰＵＬＡ高田馬場　https://apula.jp

公式ＨＰ　https://yoshidakazuya.jp

モデル：室谷 葉づき

カメラマン：宮下 雅史

肩こり博士の最新肩こり解消法　鎖骨ほぐし®

2023年5月17日　　第1刷発行

著　者―――吉田一也
発　行―――日本橋出版
〒103-0023　東京都中央区日本橋本町2-3-15
https://nihonbashi-pub.co.jp/
電話／03-6273-2638
発　売―――星雲社（共同出版社・流通責任出版社）
〒112-0005　東京都文京区水道1-3-30
電話／03-3868-3275

ISBN 978-4-434-31870-2